Priv.-Doz. Dr. med. Béla Büki
Prim. Assoc.-Prof. Dr. med. Heinz Jünger
Mag. Wolfgang Bauer

Schwindel & Gleichgewichtsstörungen

Ursachen – Diagnose – Therapie

VERLAGSHAUS
DER ÄRZTE

3. Auflage 2019

ISBN: 978-3-99052-203-5

Umschlag: Grafikbüro Lisa Hahsler, 2232 Deutsch-Wagram
Umschlagfoto: getty images
Satz: Mag. Martin Schrampf, 3910 Großglobnitz
Projektbetreuung: Hagen Schaub
Druck & Bindung: FINIDR, s.r.o., 73701 Český Těšín

Printed in Czech Republic

Aus Gründen der leichteren Lesbarkeit – vor allem in Hinblick auf die Vermeidung einer ausufernden Verwendung von Pronomen – haben wir uns dazu entschlossen, alle geschlechtsbezogenen Wörter nur in eingeschlechtlicher Form – der deutschen Sprache gemäß zumeist die männliche – zu verwenden. Selbstredend gelten alle Bezeichnungen gleichwertig für Frauen.

Die gezeichneten Abbildungen stammen von Zoltán Bodor (**www.bodorzoltan.hu**), wurden von dem Verlag Medicina, Budapest, Ungarn zur Verfügung gestellt und mit Erlaubnis des Verlages reproduziert. Die Autoren möchten sich für die Abbildungen an dieser Stelle bedanken.
Wir danken zudem der Klinik für Radiologie an der Karl-Landsteiner-Privatuniversität in Krems für die Abdruckgenehmigung zur Abbildung auf Seite 62.

Einleitung

Mit diesem Buch möchten wir Ihnen helfen, Ihren Schwindel loszuwerden. Das kann gelingen, weil Sie durch die Lektüre Ihren Schwindel bzw. die Entstehung der Beschwerden besser verstehen. Dann sind nämlich das Schwindelgefühl und die Begleiterscheinungen wie Übelkeit und Benommenheit nicht mehr so geheimnisvoll und Angst erregend. Andererseits möchten wir Sie ermutigen, den Schwindel nicht einfach zu erdulden und über sich ergehen zu lassen – besonders wenn Sie öfters oder gar regelmäßig darunter leiden. In diesem Fall sollten Sie unbedingt Ihren Arzt aufsuchen. Denn dank moderner Verfahren und Methoden – von denen Sie sich in dem Buch ein Bild machen können – kann die Medizin die Schwindelanfälle gut abklären und erfolgreich behandeln. Es zahlt sich also aus, immer wiederkehrendem Schwindel auf den Grund zu gehen!

Jeder von uns kennt das Gefühl des Schwindels und hat schon einmal erlebt, wenn sich alles dreht und der Boden unter den Füßen schwankt, wenn man kaum drei Schritte zu gehen wagt, weil man sich fürchtet hinzufallen. Man fühlt sich wie benommen, sieht die Umgebung wie durch einen Nebelschleier, manchmal wird einem schwarz vor den Augen. Diese Beschwerden können sich einstellen, weil zum Beispiel der Blutdruck im Keller oder das Fieber zu hoch ist, weil man seekrank ist oder zu viel Alkohol getrunken hat. Ein ziemlich unangenehmer Zustand, denn selbst wenn man sich hinsetzt oder hinlegt, verschwindet das Schwindelgefühl nicht oder wird sogar noch stärker empfunden. Wenn sich dann noch Kopfschmerzen und Übelkeit als zusätzliche Symptome dazugesellen, dann fühlt man sich massiv beeinträchtigt, ja krank. Wenn allerdings der Blutdruck wieder normale Werte aufweist oder das Fieber gewichen ist, wenn die seekranke Person von Bord des Schiffes oder der Alkohol aus dem Körper ausgeschieden ist, dann ist im Allgemeinen auch das Schwindelgefühl wieder weg. Weil die Ursache des Schwindels beseitigt ist.

So einfach lässt sich aber nicht jeder Schwindel vertreiben. Schwindel ist nämlich nicht nur ein Begleitsymptom einer Krankheit – beispielsweise der genannten Seekrankheit oder einer Migräneattacke –, sondern er kann auch auftreten, weil im Gleichgewichtsorgan, das sich im Innenohr befindet, etwas nicht stimmt. Oder weil in dem ausgeklügelten Gleichgewichtsystem, zu dem neben den Innenohren auch Teile des Gehirns, die Augen und kleine Sinneszellen am Körper gehören, etwas durcheinandergeraten ist.

Schwindel zählt zu den am häufigsten genannten Beschwerden in einer Arztpraxis. Doch ausgerechnet in der Arztordination hat man meistens nicht jenes Schwindelgefühl, das ansonsten so große Unsicherheit und Angst bereitet. Der Schwindel liegt vielleicht bereits Stunden oder Tage zurück, wenn Betroffene den Arzt aufsuchen. In diesem Fall kann man dem Arzt nur schildern, wie es einem geht, wenn man morgens beim Aufstehen das Gefühl hat, auf eine Seite zu kippen oder wenn während des Tages aus heiterem Himmel der Boden unter den Füßen zu schwanken beginnt. Darum bieten wir ab Seite 9 einen Symptomkatalog, mit dessen Hilfe Sie Ihre Beschwerden besser einschätzen können. Ob die in diesem Abschnitt angegebenen Krankheiten tatsächlich dahinterstecken, kann und soll nur Ihr Arzt entscheiden. Für ihn ist es gewiss hilfreich, wenn Sie ihm die Symptome so genau wie möglich schildern können, dann führen ihn diese Informationen schnell zu einer Diagnose und vor allem zu einer hilfreichen Behandlung.

Übrigens hat das Wort „schwindeln" im deutschen Sprachgebrauch zwei Bedeutungen: Zum einen meint es das medizinische Phänomen „Schwindelgefühle haben" – das Thema unseres Buches. Zum anderen wird es auch im Sinne von „betrügen" verwendet. Denken Sie an das Schwindeln beim Kartenspielen. Hier haben sich alt- und mittelhochdeutsche sowie englische Bedeutungen in einem Wort vermischt. Uns ist in diesem Zusammenhang wichtig, darauf hinzuweisen, dass Sie sich nicht selbst „anschwindeln", indem Sie häufig auftretende Schwindelgefühle bagatellisieren und wegstecken – nach dem Motto: „Es gibt Schlimmeres!", oder: „Damit muss man halt leben!". Schwindel kann erfolgreich behandelt werden. Sie können enorm viel Lebensqualität zurückgewinnen, wenn Sie wieder schwindelfrei sind!

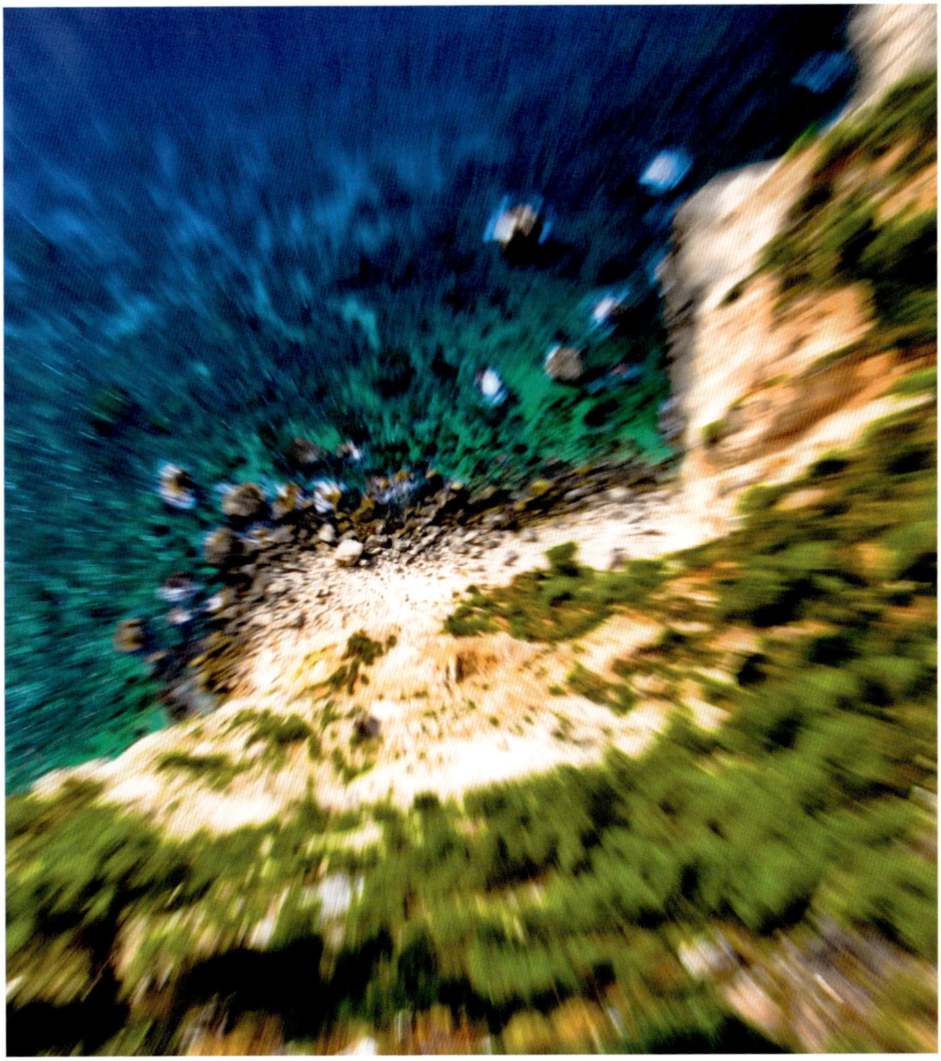

Inhalt

Schwindel & Gleichgewichtsstörungen

Ursachen – Diagnose – Therapie

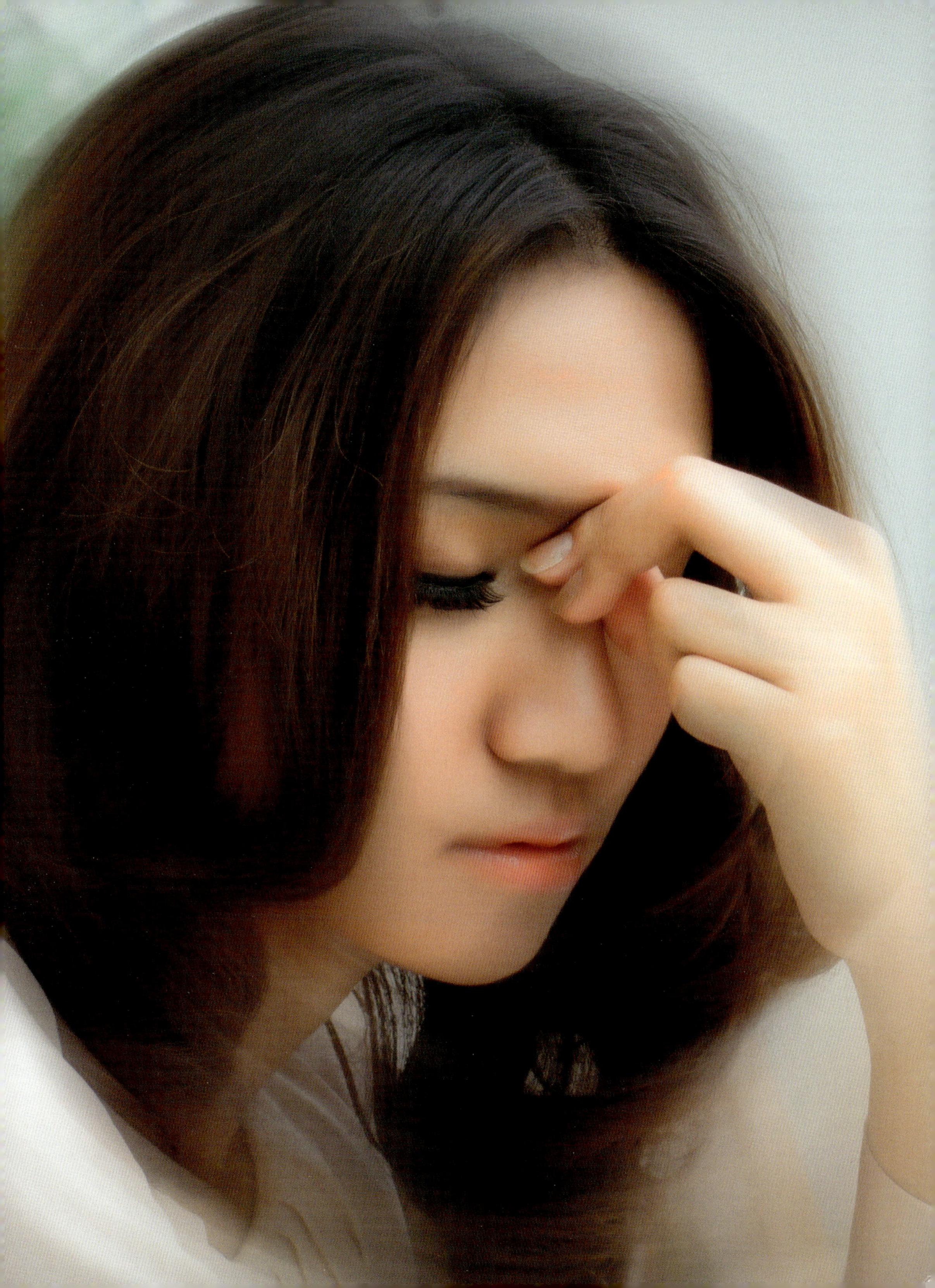

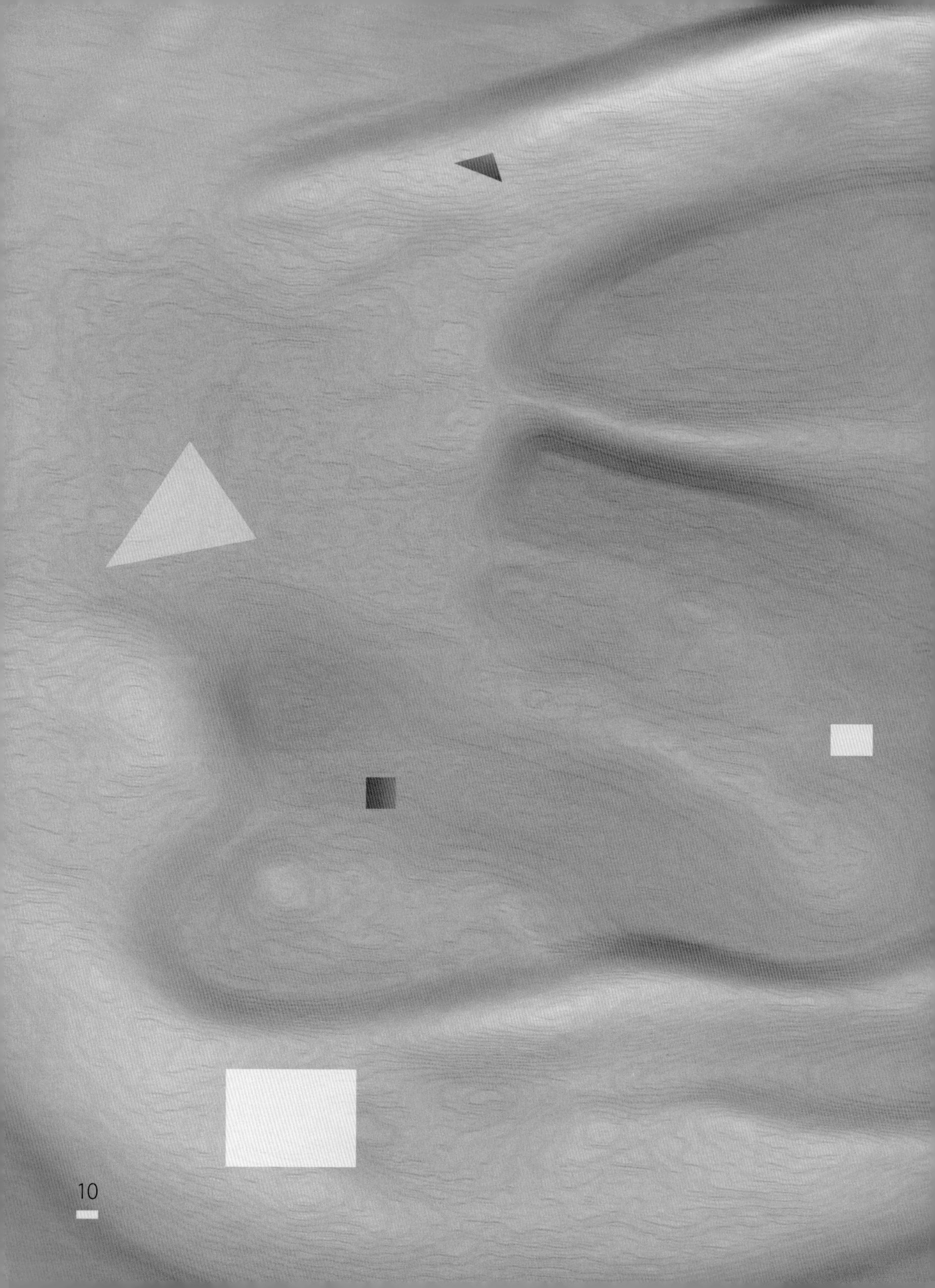

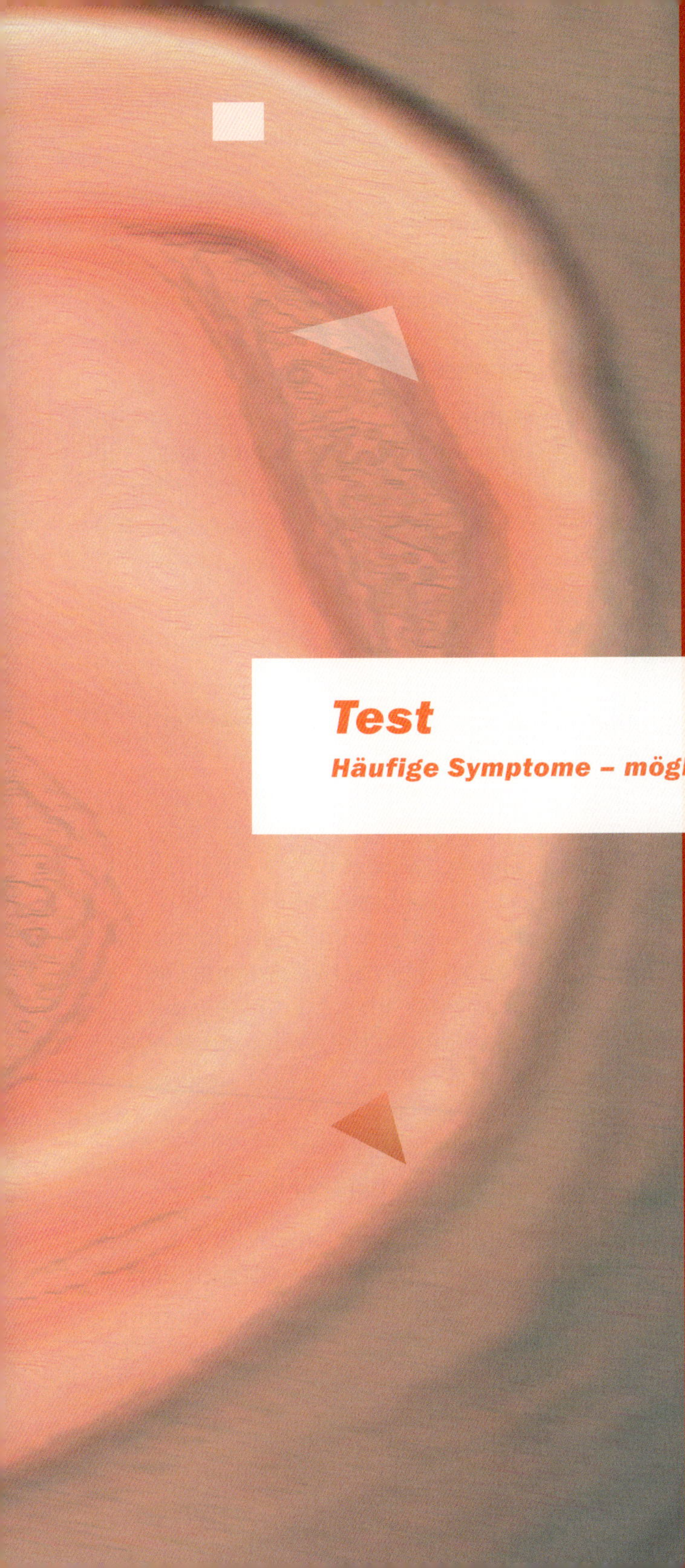

Test

Häufige Symptome – mögliche Ursachen

Wenn sich alles dreht oder der Boden unter den Füßen schwankt, dann kann eine ganze Reihe verschiedener Krankheiten dahinterstecken. Häufig kann man diese erst unter Berücksichtigung der Nebenerscheinungen diagnostizieren, je nachdem, ob der Schwindel mit Übelkeit oder einer Beeinträchtigung des Gehörs einhergeht oder alleine auftritt.

Die nun folgende Auflistung der häufigsten Beschwerden gibt erste Hinweise, welche Krankheit Ihren Schwindel auslösen könnte. Auf den angegebenen Seiten finden Sie ausführliche Informationen zu den Beschwerden, ihren Ursachen und zu den Behandlungsmöglichkeiten dieser Erkrankung.

Drehschwindel ohne Hörverminderung

- Zehn bis zwanzig Sekunden lang anhaltender Drehschwindel mit Übelkeit, mehrmals täglich, ausgelöst durch Lagewechsel (z.B. nach vorne bücken oder nach oben schauen, beim Hinlegen, Aufsitzen oder Umdrehen im Bett). Der Schwindel ist am Anfang, für eine Stunde oder ein bis zwei Tage, sehr stark und wird durch die kleinsten Kopfbewegungen provoziert. In völliger Ruhe tritt jedoch kein Schwindel auf. Die Beschwerden sind in der Früh am schlimmsten, der Patient kann nur langsam und schrittweise aufstehen, tagsüber werden die Beschwerden leichter. Gelegentlich kann der Patient monatelang nicht auf einer Seite liegen.

  → Gutartiger Lagerungsschwindel – siehe Seite 82.

- Starker, plötzlicher, einmaliger Drehschwindel mit Erbrechen, die Beschwerden beginnen plötzlich und dauern tagelang an. Die Welt dreht sich, auch wenn der Kopf völlig unbeweglich ist. Jede Kopfbewegung verstärkt die Beschwerden. Es zieht den Patienten stark auf eine Seite, er kann aber ohne Hilfe stehen.

- Einseitiger Ausfall der Gleichgewichtsfunktion (Neuronitis vestibularis) – siehe Seite 97.
- Selten (z.B. bei älteren Patienten) kann sich hinter diesen Beschwerden auch der gefährliche Kleinhirninfarkt verbergen. In diesem Fall können die Patienten oft ohne Hilfe nicht stehen oder sitzen (Schlaganfall im Bereich des Kleinhirns) – siehe Seite 104.

- Starker, einmaliger Drehschwindel mit Erbrechen, die Arm- und Beinbewegungen des Patienten sind ungeschickt, ohne Hilfe kann er nicht stehen. Er kann stürzen, allerdings ohne Bewusstseinsverlust. Heiserkeit und Doppelbilder können ebenfalls vorkommen. Nach den akuten Beschwerden treten ständig Unsicherheit, unsicherer Gang auf.
  - Schlaganfall im hinteren und unteren Bereich des Gehirns (Kleinhirninfarkt, Hirnstamminfarkt) – siehe Seite 104, 106.
- Drehschwindel mit Kopfschmerzen (gelegentlich ohne Kopfschmerzen), die ein oder zwei Tage lang anhalten, die Patienten sind lichtscheu und reagieren überempfindlich gegenüber schnellen Kopfbewegungen, leiden unter Übelkeit (Erbrechen). Gelegentlich können die Beschwerden nur für einige Sekunden, Minuten oder Stunden andauern, durch Flimmern im Gesichtsfeld oder Kribbeln am Gesicht begleitet werden.
  - Migräneschwindel – siehe Seite 112.

Schwindel und Übelkeit mit Hörverminderung

- Drehschwindel, der ein bis zwei Stunden lang andauert, dazu einseitig Ohrensausen und Hörverminderung während des Anfalls. Es können wöchentlich mehrere kurze oder längere Anfälle auftreten, manche dauern einige Minuten, andere maximal zwei Stunden.

Gelegentlich kommt es zu Stürzen, wenn der Patient plötzlich die Muskelkraft verliert und bei vollem Bewusstsein zu Boden geschleudert wird. Die Patienten können bereits vor dem Anfall einen Druck im betroffenen Ohr verspüren und der heftige Schwindelanfall wird durch starkes, einseitiges Ohrensausen eingeleitet.

→ Menièrsche Krankheit – siehe Seite 90.

Kurze, Sekunden oder Minuten lang dauernde Drehschwindelanfälle mit Sehstörungen (z.B. Doppelbilder), gelegentlich Sturzanfälle ohne Verlust des Bewusstseins, oft Hörverminderung, Ohrensausen.

→ Durchblutungsstörung des Hirnstammes – siehe Seite 104.

- Der Patient hört seine eigene Stimme, seine Kaubewegungen, gelegentlich sogar die Geräusche seiner Augenbewegungen sehr laut. Pressen (z.B. beim Stuhlgang) oder laute Töne verursachen einen kurzen plötzlichen Drehschwindel.

  → Bogengangsdehiszenzsyndrom – siehe Seite 71.

Unsicherheit ohne Hörverminderung

- Unsicherheit vor allem im Dunkeln und beim Gehen auf unebenem oder weichem Boden, Bewegungen des Blickfeldes bei schnellen Kopfbewegungen.

  → Beidseitige Unterfunktion des Gleichgewichtsorgans – siehe Seite 132.

- Unsicherheit, Angstgefühl und Herzklopfen in größeren Menschenmengen, in größeren Räumen, bei eintöniger Fahrt. Stürze oder starker Drehschwindel mit Übelkeit kommen nie vor. Im Sitzen oder Liegen meistens keine Beschwerden, auch meistens keine Probleme, wenn der Patient abgelenkt ist (bei Sport).

- → Phobischer Schwindel – siehe Seite 140.

- Gangunsicherheit, Gedächtnisstörungen und Harninkontinenz bei älteren Patienten.
  - → Normaldruckhydrocephalus – siehe Seite 109.

Unsicherheit mit einseitiger Hörverminderung

- Einseitige Hörverminderung oder Ohrensausen mit Unsicherheit vor allem bei schnellen Kopfbewegungen.
  - → Tumor des Gleichgewichtsnervs („Akustikusneurinom") – siehe Seite 124.

Schwarzwerden vor den Augen

- Der Patient fällt aus völliger Beschwerdefreiheit zusammen, ohne Erbrechen.
  - → Herzrhythmusstörungen, Kollaps – siehe Seite 144.

Schwindel mit eindeutigen Ursachen

- Beim Pressen → Kleinhirnherniation („Arnold-Chiari-Syndrom") – siehe Seite 50, 109.
- Nach Kopftrauma → durch Schädelbasisbruch ausgelöster Schwindel – siehe Seite 69.
- Bei Seefahrt, Autofahrt → Seekrankheit, Kinetose – siehe Seite 54.
- In Zusammenhang mit Ohrenschmerzen, Ohrenfließen, Hörverminderung → akute oder chronische Mittelohrentzündung oder selten bei Gürtelrose – siehe Seite 67.

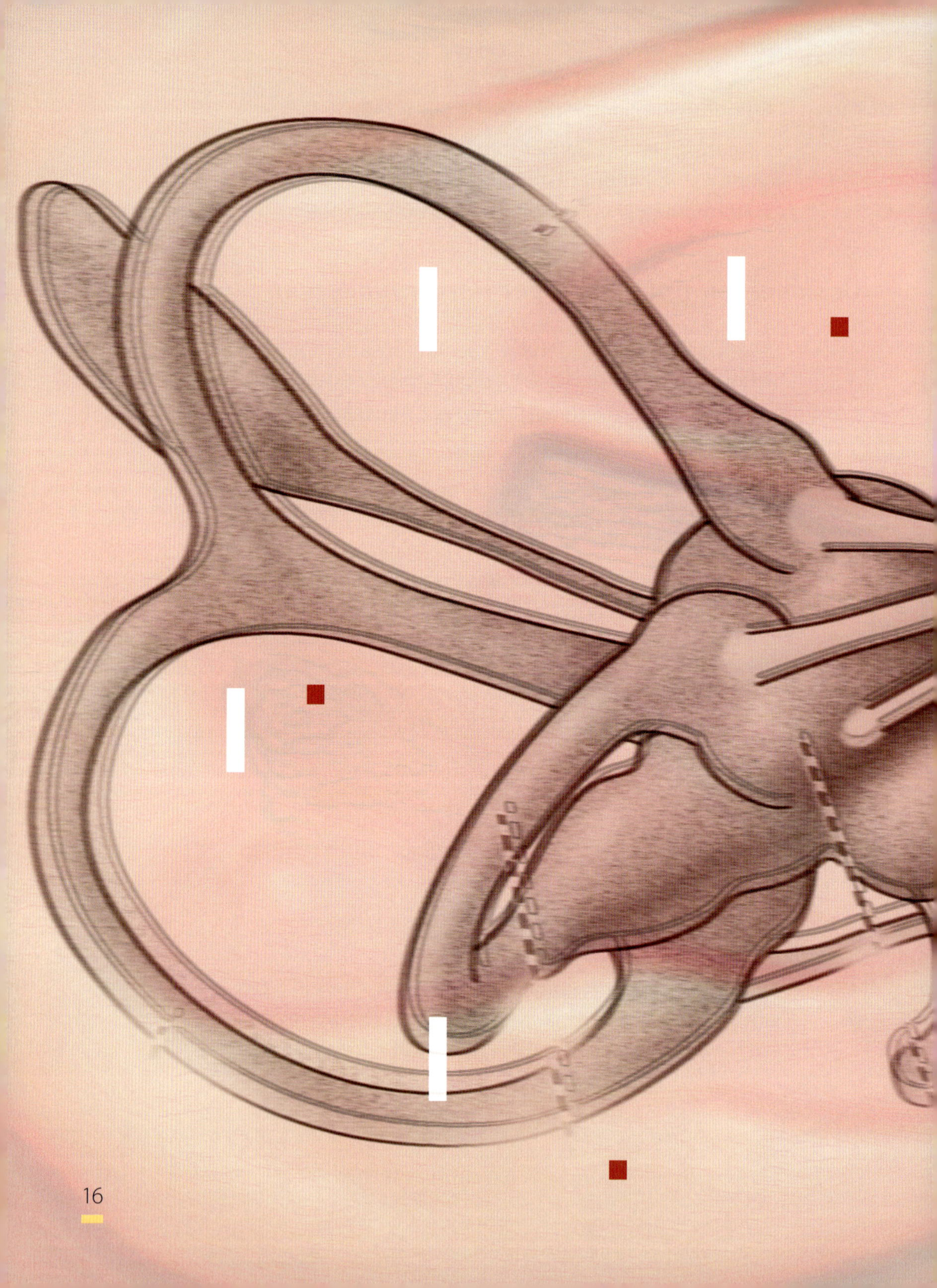

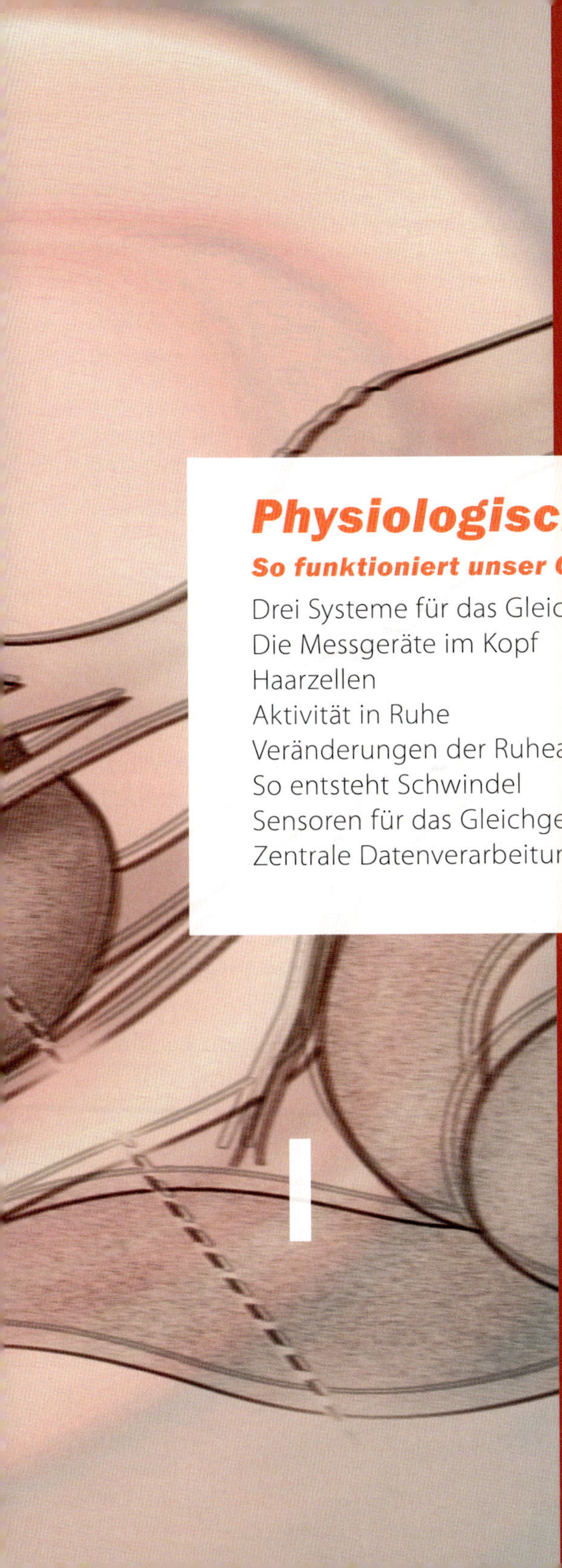

Physiologische Grundlagen

So funktioniert unser Gleichgewichtssystem

Viele, die unter Schwindel leiden, fragen sich: „Warum bin ich so schwindlig? Ist etwas mit dem Kopf nicht in Ordnung, gibt es vielleicht Probleme mit den Augen? Habe ich gar einen Schlaganfall? Von welchem Organ geht das Schwindelgefühl überhaupt aus? Warum dreht es mich immer nur auf eine Seite?"

Nun, um diese oder ähnliche Fragen beantworten zu können, lohnt es sich, das Gleichgewichtssystem genauer unter die Lupe zu nehmen. Denn Schwindel entsteht, wenn dieses System verrückt spielt, wenn im Zusammenspiel von Teilen des Innenohrs, der Augen und der Gleichgewichtssensoren am Körper etwas durcheinandergeraten ist. Wer dieses hochkomplexe System nachvollziehen kann – und sei es nur in den Grundzügen –, wird auch die Ursachen seines Schwindels sowie die nötigen Behandlungsformen besser verstehen. Darum dieses Kapitel.

Im Grunde benötigen wir unser Gleichgewichtssystem schlicht und ergreifend für die Bewältigung unseres Erdendaseins. Denn im Weltraum wäre es anders. Dort müssten wir uns um das Zusammenspiel von Wahrnehmung, Orientierung und Bewegung viel weniger kümmern. Denn es würde uns so ergehen, wie wir es von den Astronauten kennen, die in den Raumkapseln oder Raumstationen kreuz und quer herumschweben, sich mühelos in alle Richtungen begeben und ohne Anstrengung Purzelbäume vorwärts und rückwärts schlagen. Wie Taucher schwimmen sie durch die Schwerelosigkeit, es gibt für sie praktisch kein Oben und kein Unten. Die Dinge, die sie aus der Hand geben, fallen nicht zu Boden. Alles bleibt in Schwebe.

Verantwortlich dafür ist das Fehlen der Erdanziehungskraft im All. Sie ist es, die uns Erdenbürger am Boden hält und nicht fliegen lässt und dafür verantwortlich ist, dass Gegenstände ohne Halt und Unterlage jedes Mal zu Boden fallen und nicht nach oben abheben. Doch die Erdanziehungskraft – auch Gravitation genannt – zieht uns nicht einfach wie von einem Magneten gezogen zu Boden. Wir bleiben auch nicht am Boden kleben oder liegen, sondern können uns trotz Gravitation aufrichten, können stehen, gehen, laufen, springen, klettern usw. Dazu benötigen wir unsere Muskulatur sowie ein ausgeklügeltes System von Funktionen, das eine aufrechte Körperhaltung ermöglicht und sie stabil hält, das die Bewegungen unserer Körperglieder wahrnimmt und koordiniert, das die Augen- und Körperbewegungen aufeinander abstimmt und das generell für die Orientierung im Raum verantwortlich ist. Für all das spielt unser Gleichgewichtssystem eine zentrale Rolle.

Drei Systeme für das Gleichgewicht

Das Gleichgewichtssystem besteht aus drei Systemen:

- Die beiden Gleichgewichtsorgane (auch Vestibularorgane genannt) im Innenohr, die Bewegungen des Kopfes, etwa beim Drehen, und lineare Beschleunigungen (z.B. die Richtung der Schwerkraft) registrieren.
- Nervenverbindungen und Gehirnareale, wo diese Informationen aufgearbeitet werden.
- Zusätzliche Informationen kommen von den Augen, die ein Bild der Umwelt liefern, und von Sensoren, die am ganzen Körper verteilt sind (z.B. in den Gelenkkapseln und in der Skelettmuskulatur) und über die Bewegungen unserer Körperglieder informieren.

Halten wir fest: Unser Gleichgewichtssystem dient zur Erhaltung der aufrechten Körperlage und zur Stabilisierung des Blickfeldes bei schnellen unerwarteten Kopfbewegungen. Wenn das System nicht richtig funktioniert, fallen wir zu Boden und sehen nur unscharf, wenn wir den Kopf bewegen.

Die meisten Schwindelkrankheiten, mit denen Betroffene in die ärztliche Praxis kommen, hängen mit gestörten Funktionen der beiden Gleichgewichtsorgane im Innenohr zusammen. Obwohl deren Anatomie und die physiologischen Grundlagen seit 100 Jahren bekannt sind, hat sich gerade in den letzten Jahren das Verständnis der Funktion dieses komplexen Systems in vielerlei Hinsicht weiterentwickelt und verbessert. Das hat nicht nur zu einer besseren Diagnose von Krankheitssymptomen, sondern auch zur Entwicklung neuer Untersuchungsmethoden geführt.

Und natürlich haben diese Verbesserungen auch die Erfolgsrate in der Therapie von Schwindelkrankheiten wesentlich vorangetrieben.

Die Messgeräte im Kopf

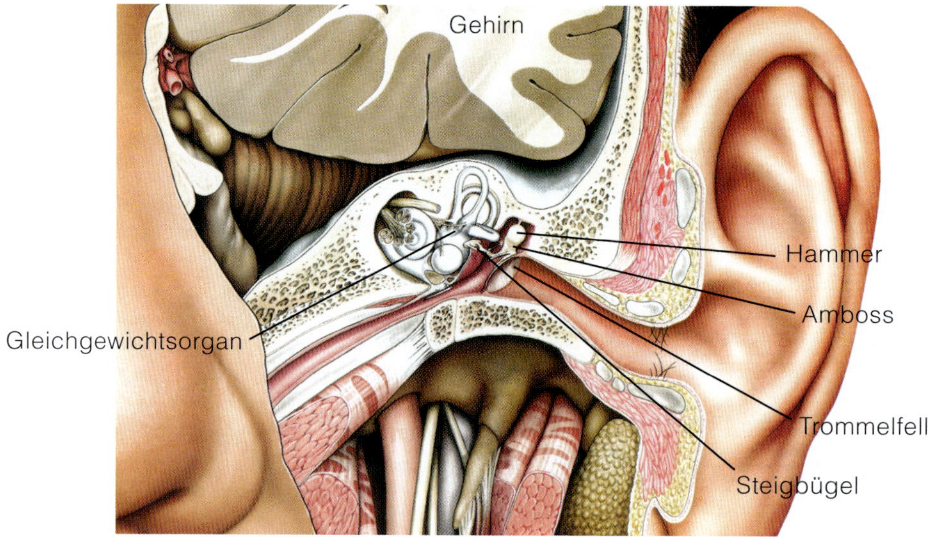

Das Gleichgewichts- oder Vestibularorgan liegt hinter dem Trommelfell im Innenohr. Hier befindet sich auch die Schnecke, das Hörorgan, welches sowohl anatomisch als auch durch die Blutversorgung und Innervation mit dem Gleichgewichtsorgan eng verbunden ist. Deswegen gibt es eine Reihe von Erkrankungen, die beide Systeme betreffen, und meistens ist es für den Arzt sehr wichtig zu wissen, ob neben den Schwindelbeschwerden eventuell auch Hörbeschwerden (Hörverminderung, Ohrensausen) bestehen.

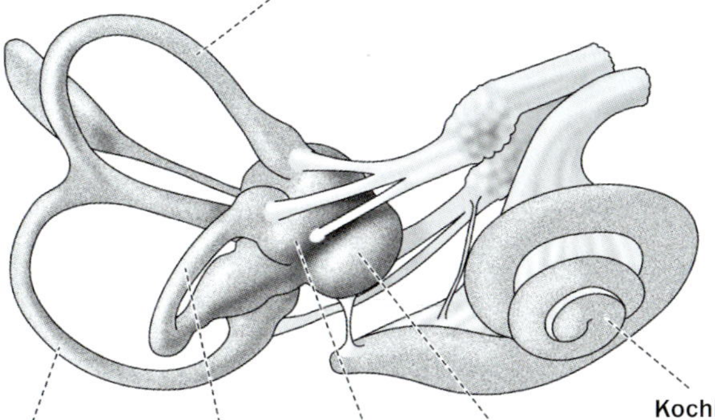

Hörschnecke und Bogengänge

Auf den ersten Blick fallen an dem Gleichgewichtsorgan drei markante Bögen oder Bogengänge auf. Sie beinhalten die Messinstrumente für die Drehbewegung des Kopfes. Dieser Messvorgang macht es möglich, dass wir mit den Augen während der Kopfdrehungen einen Punkt fixieren und dadurch scharf sehen können. Außerdem gibt es noch die zwei Otolithenorgane, den sogenannten Sacculus und den Utriculus (es sind zwei sackförmige Gebilde mit kompliziertem Innenleben, ähnlich einem Mikrochip). In ihnen befinden sich die Messinstrumente für die lineare, also die geradlinige Beschleunigung. Die Ergebnisse der Messungen in den Bogengängen und den Otolithenorganen werden über den Gleichgewichtsnerv zum Gehirn, genauer gesagt zum Hirnstamm, weitergeleitet. Die Zellen, die dort die Informationen über die Position bzw. die Bewegungen des Kopfes erhalten, leiten diese blitzschnell weiter zu den Augen- oder Körpermuskeln, die mit entsprechenden Bewegungen reagieren.

Das Gleichgewichts- oder Vestibularorgan besteht aus zwei verschiedenen Sinnesorganen: den drei Bogengängen und den beiden Otolithenorganen. Beide Sinnesorgane ermitteln die Position und die Bewegungen des Kopfes und leiten diese Informationen an das Gehirn weiter.

Haarzellen

Die eigentlichen Messinstrumente in den Bogengängen und den Otolithenorganen sind bestimmte Zellen, die Haarzellen. Diese speziellen Zellen gibt es nur im Ohr und sonst nirgendwo im menschlichen Körper. So wie es auch im Auge bestimmte Zellen gibt – die Stäbchen und Zäpfchen –, die für die optische Wahrnehmung zuständig sind, so sind die Haarzellen im Ohr für das Hören, die akustische Wahrnehmung und für das Gleichgewicht verantwortlich.

Die Haarzellen zeichnen sich dadurch aus, dass sie an einem Ende feinste Härchen besitzen, die sich in der Flüssigkeit des Innenohrs schwimmend verbiegen können. Am anderen Ende der Zellen befindet sich eine Verbindung zum Gleichgewichtsnerv.

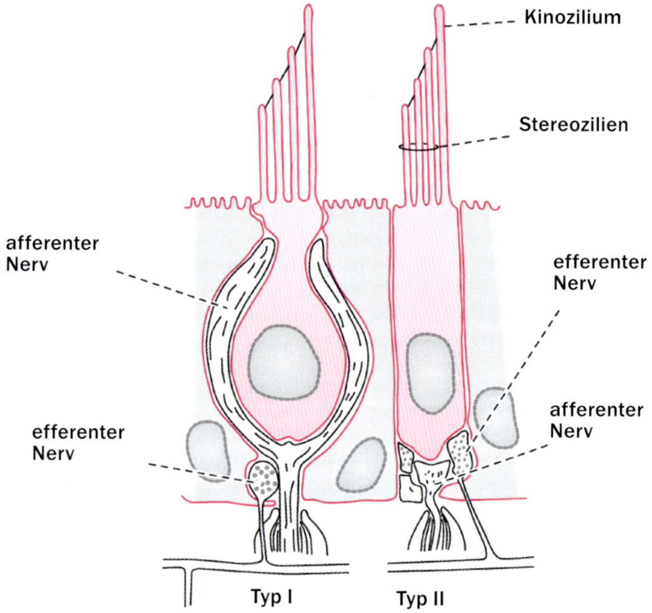

Die vestibulären Haarzellen mit den Härchen (oben) und den Verbindungen zu den Gleichgewichtsnerven (unten)

Was messen nun diese Zellen? Sie messen die Verbiegungen der Härchen, indem deren Bewegungen und Auslenkungen in elektrische Signale umgewandelt werden. Selbst die geringsten Bewegungen der Härchen werden so registriert. Über die Verbindung am unteren Ende der Zellen zum Gleichgewichtsnerv werden die elektrischen Signale der Härchen weitergeleitet und gelangen auf diesem Weg zur Entschlüsselung ins Gehirn. Entscheidend ist aber nun, in welchen Bereichen des Gleichgewichtsorgans die Messung erfolgt.

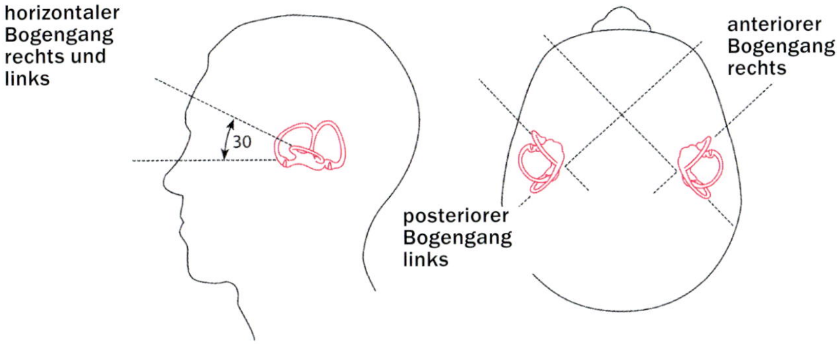

Die räumliche Lage der Bogengänge im Schädel

In den **Bogengängen** geht das folgendermaßen vor sich: Die Bogengänge sind mit einer Flüssigkeit, der Endolymphe, gefüllt. Die Haarzellen ragen am Ende jedes Bogengangs in diese Flüssigkeit. Wird nun der Kopf in eine Richtung gedreht, dann strömt aufgrund der Trägheit die Flüssigkeit im Bogengang in die Gegenrichtung. Die Härchen der Zellen verbiegen sich wie Wasserpflanzen bei einer bestimmten Strömung. Ihre Bewegungen werden in elektrische Signale umgewandelt und an den Gleichgewichtsnerv und somit in das Zentrum im Hirnstamm weitergeleitet. Die Flüssigkeit und damit die Haarzellen werden nur bei Drehbeschleunigungen bewegt, die in der Ebene des Bogengangs entstehen. Deswegen kann man die Bogengänge nur durch Drehungen in ihrer eigenen Ebene reizen. Da die Bogengänge in den drei Ebenen des Raumes liegen, werden alle Drehungen im Raum durch dieses Prinzip entschlüsselt.

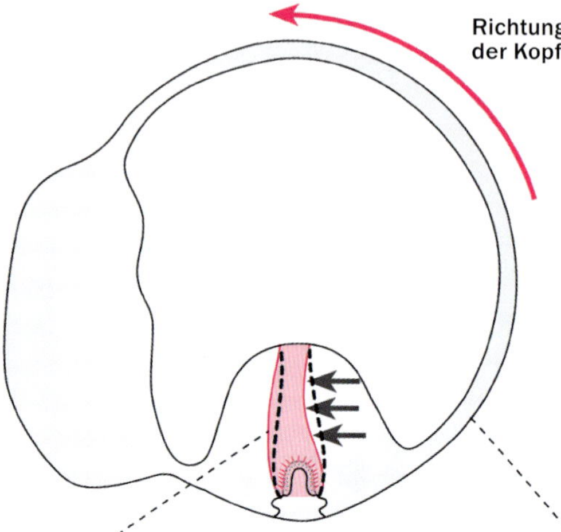

Flüssigkeit, Haarzellen und ihre Bewegungen in dem Bogengang bei Kopfdrehungen

In den **Otolithenorganen** Sacculus und Utriculus geht es ähnlich vor sich. Doch dort sind die Sinneshärchen der Zellen nicht direkt von Endolymphe umgeben, sondern sie ragen in eine gelartige Masse, auf der sich zusätzlich kleine Kristalle – die Otolithen oder Ohrsteinchen – befinden (wenn sie sich von der ursprünglichen Stelle ablösen, sind diese Steinchen wahrscheinlich für eine besonders häufige Schwindelkrankheit, den gutartigen Lagerungsschwindel, verantwortlich). Bei einer geradlinigen Beschleunigung oder bei der ständig bestehenden Schwerkraft verschieben sich die Otolithen auf der Gelmasse. Dadurch werden die Härchen gebogen, was wiederum elektrische Signale auslöst, die weitergeleitet werden. Der Sacculus spricht auf die vertikale und der Utriculus auf die horizontale Beschleunigung an. Außer der geradlinigen Bewegung wird also in den Otolithenorganen die Schwerkraft ständig gemessen.

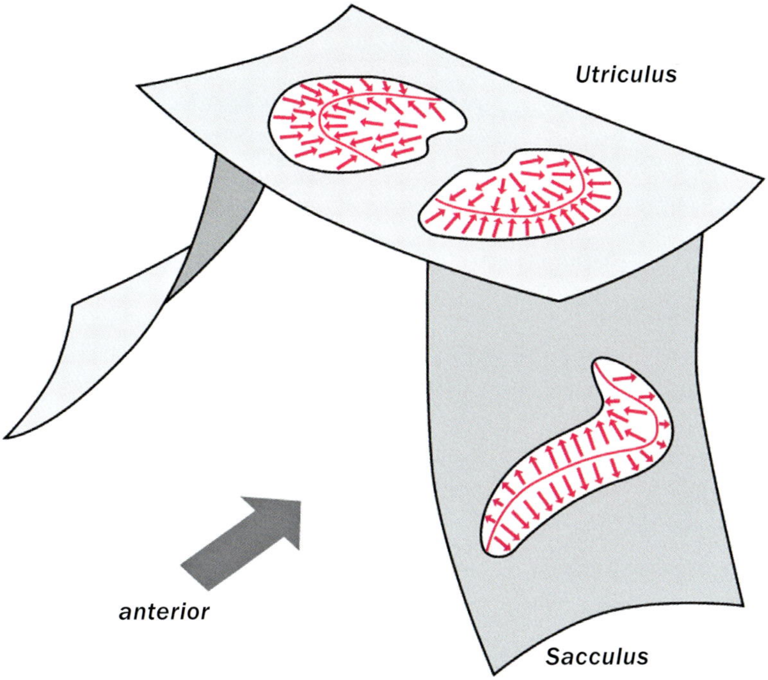

Die Otolithenorgane

Übrigens: Auch für das **Hören** sind die Haarzellen (von der Schnecke) von größter Bedeutung. Beim Hören setzen nämlich die vom äußeren Ohr ins Innenohr gelangenden Schwingungen des Schalls die Flüssigkeit in der Gehörschnecke in Bewegung. Daraufhin verbiegen sich die darin befindlichen Haarzellen, die wiederum elektrische Signale auslösen, die zum Gehörnerv und weiter ins Gehirn gelangen. Dort werden die Signale als Sprache, Geräusch oder Klang interpretiert.

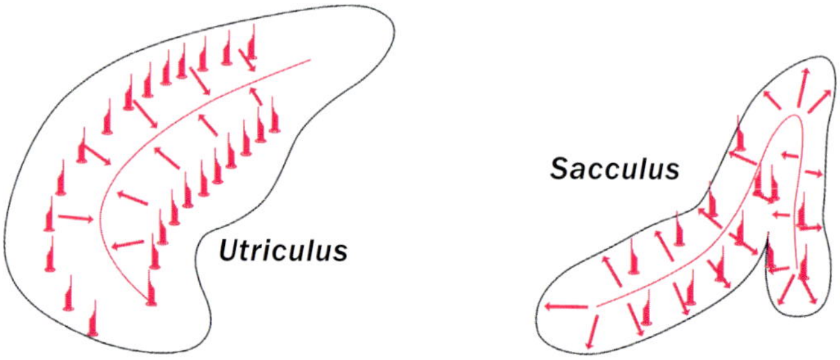

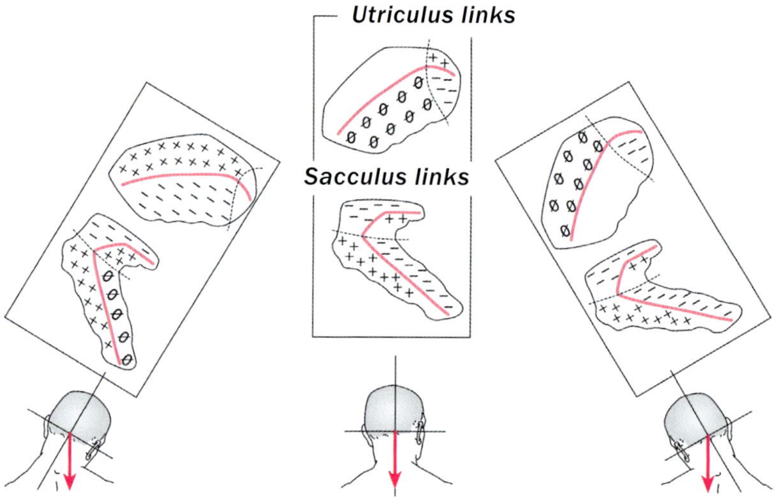

Die Verteilung der Aktivierung und Hemmung verschiedener Bereiche des Sacculus und Utriculus ist charakteristisch für die verschiedenen Kopflagen

Aktivität in Ruhe

Wenn der Kopf in Ruhe ist und nicht gedreht oder bewegt wird, wenn also die Härchen in den Bogengängen nicht bewegt werden, entstehen dennoch elektrische Impulse, und zwar ca. 90 Entladungen pro Sekunde – man nennt dies **Ruheaktivität**. Das heißt, dass auch in Ruhe Informationen von den Gleichgewichtsorganen zum Gehirn gelangen. Wird der Kopf gedreht, dann wird die Aktivität auf der einen Seite erhöht (auf etwa 300 bis 400 Entladungen pro Sekunde), auf der anderen Seite wird die Aktivität entsprechend vermindert. So „weiß" das Gehirn, in welche Richtung sich der Kopf dreht. Daraufhin wird der Muskeltonus auf einer Seite des Körpers entsprechend erhöht, auch die Augen bewegen sich. Es entsteht also ein Gefühl des Drehens und es werden spezielle Augenbewegungen ausgelöst, um das Blickfeld immer wieder neu fixieren zu können – wie zum Beispiel beim Karussellfahren. Dabei vollzieht man mit den Augen eine langsame Bewegung in die Gegenrichtung der verspürten Drehung, um das Gesichtsfeld zu stabilisieren, sowie unmittelbar darauf eine schnelle gegengerichtete Augenbewegung, um ein neues Blickfeld einzufangen.

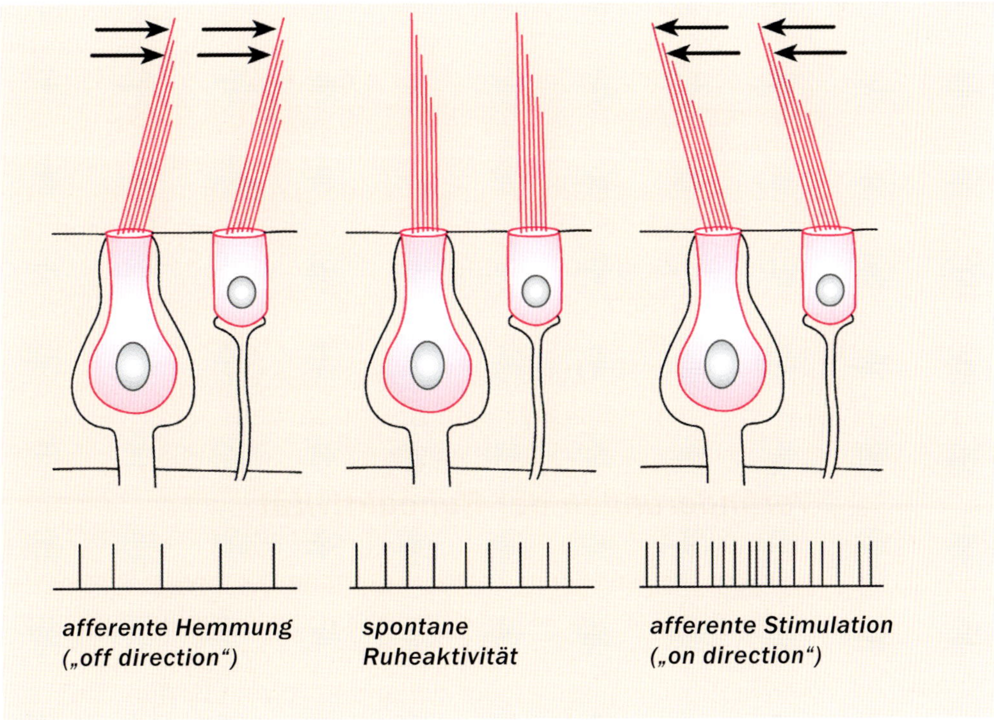

Die Veränderung der Spontanaktivität bei Auslenkung der Härchen in die „off direction" (links) und „on direction" (rechts)

In den Bogengängen sowie in den Otolithenorganen befinden sich Haarzellen, die sich durch Bewegungen des Kopfes in ihrer Umgebungsflüssigkeit verbiegen und dadurch elektrische Signale auslösen. Diese Signale gelangen ins Gehirn, so „weiß" das Zentralorgan für das Gleichgewicht, in welche Richtung der Kopf gedreht wird. Wird der Kopf nicht bewegt, produzieren die Vestibularorgane eine symmetrische Ruheaktivität. Der zwischen den Bogengängen entstehende Unterschied in der elektrischen Aktivität löst bei schnellen Kopfbewegungen die notwendigen kompensatorischen Augenbewegungen aus.

Um bei schnellen Kopfbewegungen scharf sehen zu können, benötigen wir eine in die Gegenrichtung gerichtete (kompensatorische) Augenbewegung innerhalb von zehn bis zwanzig Millisekunden. Von den Bogengängen im Innenohr gelangen die Impulse zu den Augen bzw. zu bestimmten Augenmuskeln über nur drei Nervenzellen. Dies ermöglicht eine besonders schnelle Aktivierung von Augenbewegungen ohne langwierige zentrale „Datenverarbeitung". Funktionieren die Bogengänge auf einer Seite oder beidseitig nicht, muss das Gehirn die Lage des an der Netzhaut entstehenden Bildes ständig überwachen und die kompensatorischen Augenbewegungen anhand des Verrutschens dieses Bildes ausrechnen. Dieser Prozess benötigt allerdings 100 bis 200 Millisekunden, und diese Verzögerung genügt bereits, um unscharfes Sehen zu verursachen.

Veränderungen der Ruheaktivität

Aufgrund eines krankhaften Geschehens kann die Symmetrie in der elektrischen Aktivität zwischen zwei Bogengängen gestört sein – trotz Ruhe lässt sich dann auf der einen Seite mehr Aktivität nachweisen als auf der anderen. Vom Gehirn wird dies so interpretiert, als würde sich der Kopf drehen, denn eine derartige Asymmetrie tritt im Normalfall ja nur bei Drehbeschleunigung auf. Da das Gehirn diese krankhafte Asymmetrie von der bei einer Kopfdrehung entstandenen Aktivität nicht unterscheiden kann, entstehen auch die typischen Augenbewegungen, die bei Kopfdrehungen folgendermaßen ablaufen: Die Augen drehen sich langsam in eine Richtung (nach „hinten", um die bei der Drehung sich bewegenden Gegenstände zu fixieren). Dann springen die Augen schnell in die Drehrichtung, um ein neues Blickfeld erfassen zu können. Man kann eine ähnliche Augenbewegung beobachten, wenn man in der Straßenbahn andere Fahrgäste beobachtet, wie sie gelangweilt durch das Fenster schauen und die vorbeigleitenden Gegenstände immer wieder fixieren.

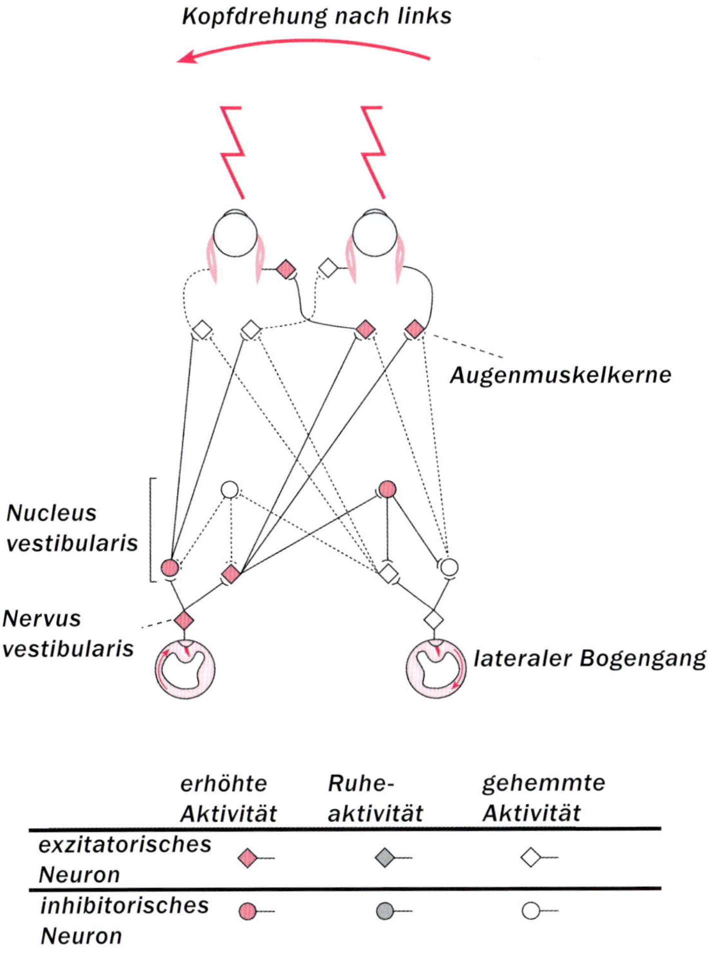

Bei einer Kopfdrehung entstehen die kompensatorischen Augenbewegungen durch Aktivierung oder Hemmung einiger Nervenzellen (Abbildung nach Prof. Halmagyi, Sydney). Diese befinden sich im Hirnstamm. Das Großhirn ist in diesen Prozess nicht involviert. Der Reflex wird nach einem „Push-pull"-Mechanismus aktiviert. Bei einer Kopfdrehung nach links entsteht im linken horizontalen Bogengang eine Überaktivität, im rechten eine gehemmte Aktivität. Dieser Unterschied erscheint auch in den Nervenzellen, die die Reize in erster Linie auf derselben Seite verarbeiten. Die Nervenzellen, welche die zwei Seiten verbinden und die Funktion der gegenseitigen inhibitorischen Neuronen beeinflussen, steigern diesen Unterschied weiter. Zum Beispiel wird eine linksseitig erhöhte Aktivität durch eine erhöhte rechtsseitige Hemmung noch größer.

Dieses Zittern der Augen wird **Nystagmus** genannt. Da die Bogengänge und die Augenbewegungen so eng und direkt miteinander verbunden sind, entstehen diese Augenbewegungen unwillkürlich. Sie bereiten den Patienten insofern Probleme, als diese unscharf sehen.

Die Richtung der zitternden Augenbewegungen entspricht der räumlichen Ebene des auslösenden Bogenganges. Der behandelnde Arzt kann daher aufgrund der Augenbewegungen eine sichere Diagnose stellen, in welchem Bogengang das Problem zu suchen ist. Die Richtung der rotierenden Augenbewegung liefert dem erfahrenen Arzt den entscheidenden Hinweis auf den betroffenen Bogengang.

So entsteht Schwindel

Die Störung der Ruheaktivität führt übrigens nicht nur zu dem angesprochenen Nystagmus, sondern auch zu einem Gefühl des Drehens. Da die Patienten sitzen oder liegen und somit wissen, dass sie sich nicht drehen können, beschreiben sie, dass sich der Raum dreht. Wenn sich nun die Wahrnehmungen und Rückmeldungen der verschiedenen Systeme – also des Gleichgewichtsorgans, der Augen und der Gleichgewichtssensoren – widersprechen, dann entsteht Schwindel. Das ist etwa bei der Seekrankheit der Fall: Dabei nehmen die Gleichgewichtsorgane die Fahrbewegungen des Schiffes wahr, die Augen jedoch nehmen keine Bewegung wahr. Schwindel entsteht aber auch, wenn eines oder mehrere dieser Systeme ausfallen.

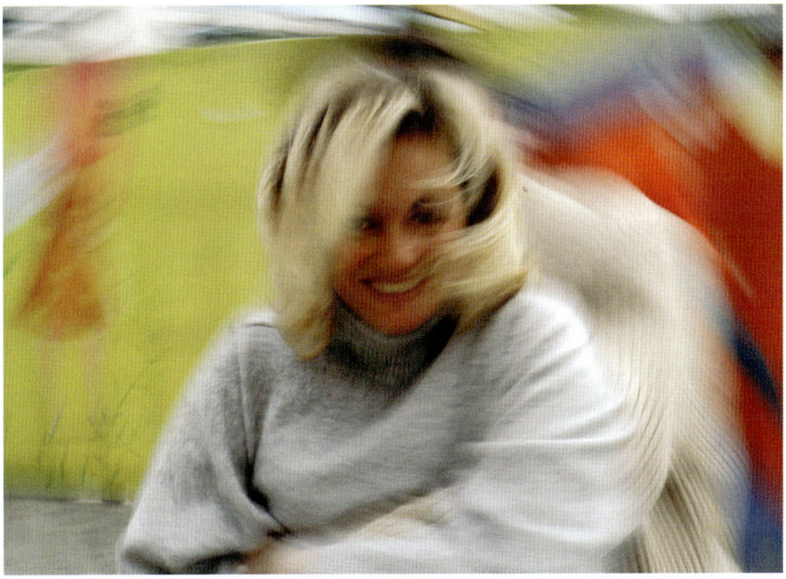

Sensoren für das Gleichgewicht

Wie eingangs bereits erwähnt, sind auch Sensoren am ganzen Körper für unser Gleichgewicht von enormer Bedeutung. Tausende Nervenendigungen in der Haut, in den Muskeln und Gelenken ermitteln fortwährend die Stellung der Gelenke, die Aktivität der Muskeln und den Druck auf die Haut (z.B. Fußsohlen) und leiten diese Information über das Rückenmark zum Gleichgewichtszentrum des Gehirns. Sollte die Funktion der peripheren Nerven z.B. bei Zuckerkrankheit geschädigt werden, verursacht das auch eine Art von Schwindel in Form von Unsicherheit beim Gehen.

Zentrale Datenverarbeitung

→ Im Hirnstamm

Die im Innenohr gesammelten Messergebnisse gelangen durch die Gleichgewichtsnerven in den Hirnstamm. Der Hirnstamm verbindet das Rückenmark mit dem Großhirn. Im Hirnstamm wird eine Rohverarbeitung der Daten vorgenommen. Einfache Schaltungen, die keine besondere Überlegung brauchen und schnell ablaufen sollen, werden durch einige Nervenzellen gleich im Hirnstamm organisiert. Als Beispiel für solche Abläufe, die besonders schnell organisiert werden müssen, haben wir bereits die Augenbewegungen bei einer schnellen Kopfdrehung erwähnt. Wenn der Beginn einer entgegengerichteten, kompensatorischen Augenbewegung bei einer schnellen Kopfdrehung in eine Richtung länger als zehn Millisekunden dauert, erleben wir das schon als Verrutschen des Blickfeldes – „das Bild wackelt". zehn Millisekunden (eine Millisekunde = eine Tausendstel Sekunde) ist gerade genug, um den Reiz von der ersten Nervenzelle bis zur dritten zu übertragen, das heißt, dass der Weg des Reizes nicht länger sein darf als drei Nervenzellen. Deswegen werden diese Reflexe für die Augenmotorik einfach gehalten und im Hirnstamm organisiert. Widersprüchliche Gleichgewichtsinformationen lösen vegetative Reaktionen aus (Schwitzen, Herzklopfen, Blässe, Übelkeit, Erbrechen). Die dafür verantwortlichen Zentren befinden sich auch im Hirnstamm.

→ Im Kleinhirn

Das Kleinhirn organisiert die Zielbewegungen, das heißt, es ist verantwortlich für die Planung, Koordination und Feinabstimmung von Bewegungen der Glieder und der Augen. Wenn wir zum Beispiel langsam unsere Nase berühren wollen, müssen wir erst einmal die Bewegung unbewusst planen, dann den Arm und die Hand in die Richtung der Nase bewegen. Während dessen müssen wir die Schwerkraft durch einen entsprechenden Muskeltonus ausgleichen. Nähert sich unsere Hand der Nase, müssen wir die Bewegung bremsen und durch ständige Rückkopplung zwischen dem Ziel und der Position des Fingers die Bewegung genau justieren. Das Kleinhirn erhält also aus den Gleichgewichtsorganen Informationen über die Körperlage und -bewegung. Diese nutzt es zur Steuerung der Halte- und Stützmotorik. Auch zur Planung und Ausführung der Augenbewegungen benötigt es Informationen über Beschleunigungen des Kopfs, welche es ebenso aus den Gleichgewichtsorganen erhält. Das Kleinhirn spielt auch eine wichtige Rolle bei der Kompensation nach einem einseitigen Ausfall der Gleichgewichtsfunktion.

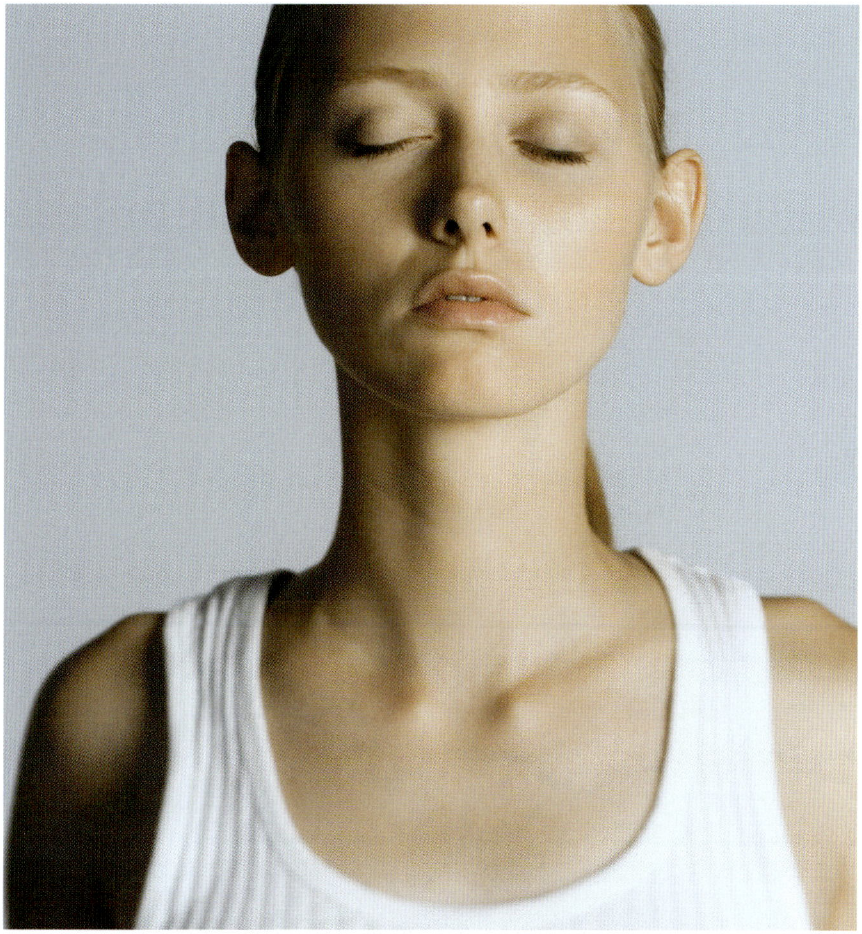

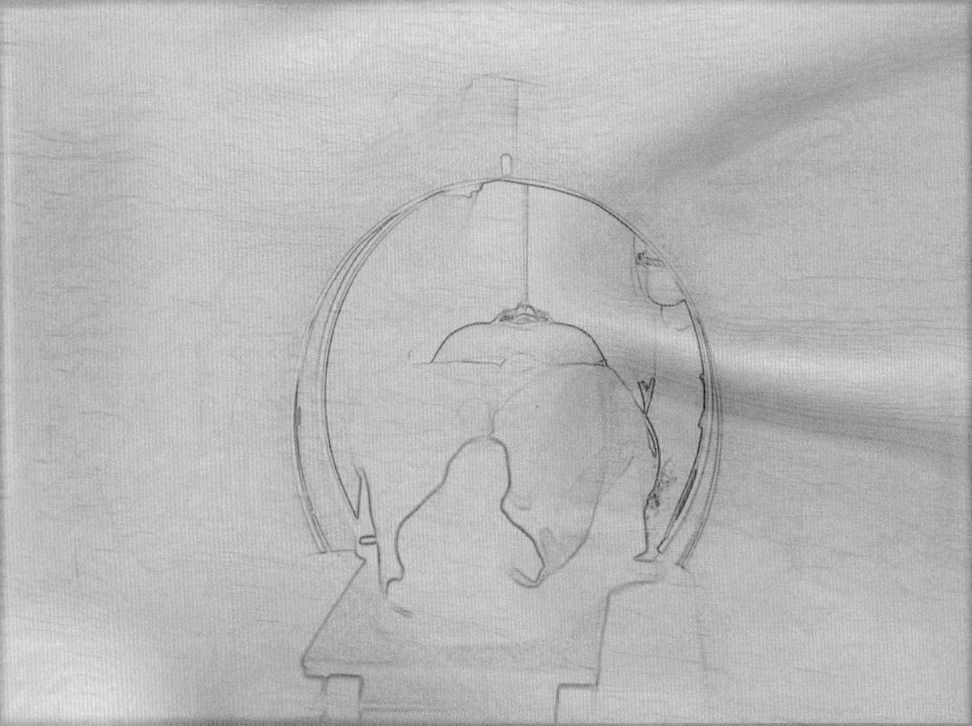

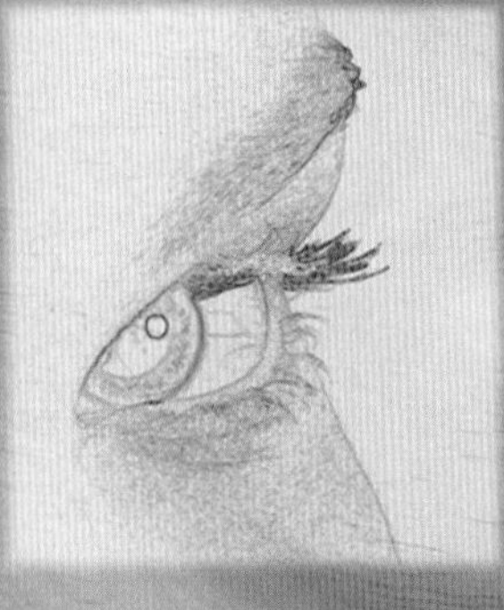

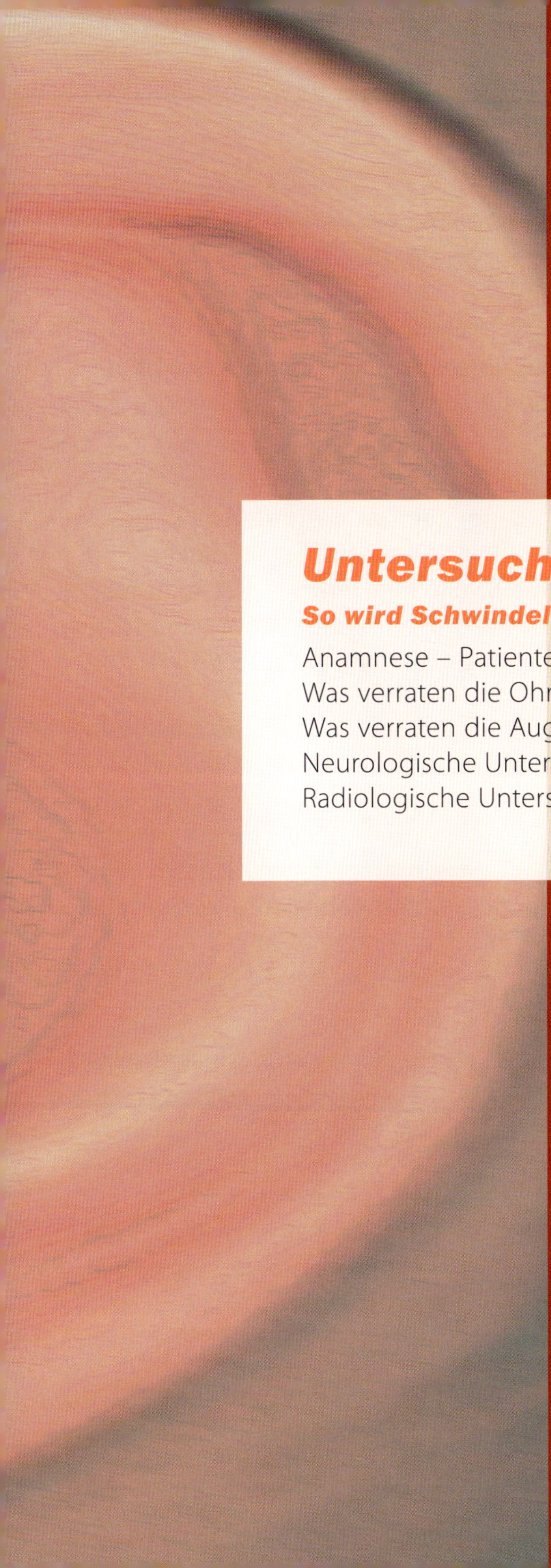

Untersuchungsmethoden

So wird Schwindel diagnostiziert

Gehören Sie zu jenen, die sich vor einem Zahnarztbesuch fürchten, auch wenn es sich „nur" um eine Kontrolluntersuchung handelt und Sie im Grunde schmerz- und beschwerdefrei sind? Schließlich könnten ja – wenn die Zähne und die Zahnzwischenräume genau untersucht werden – schadhafte Stellen auftauchen. Von der Vorstellung, dass in diesem Fall der Bohrer eingesetzt werden muss, um den Zahn von Karies zu befreien, ganz zu schweigen ...

Nun, was die Untersuchungsmethoden zum Schwindel betrifft, so sind Ängste vor unangenehmen Eingriffen unbegründet. Denn im Wesentlichen handelt es sich um einfache und schmerzlose Methoden. In den allermeisten Fällen kommt man sogar ohne Hightech-Apparate aus. Im Vordergrund steht die ausführliche Anamnese, also die Krankengeschichte, die der Arzt vom Patienten erfragt. Von Bedeutung sind auch Untersuchungen ohne zusätzliche Instrumente – einfache Gleichgewichtstests wie zum Beispiel Kopfschütteln. Schließlich gibt es natürlich auch Messungen mit Apparaten sowie audiologische Methoden (Audiologie ist die Wissenschaft vom Hören) wie die Stimmgabelprüfung oder die Elektrokochleographie. Auch diese Untersuchungen sind völlig schmerzfrei.

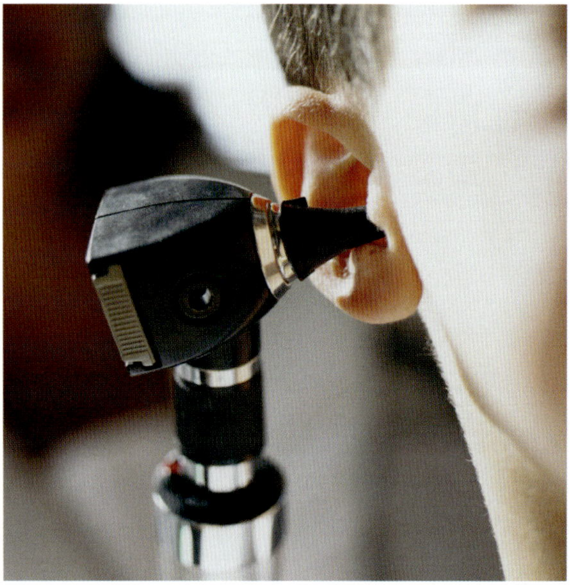

Um Schwindel abklären zu können, müssen Patienten oft von mehreren Fachärzten untersucht werden. Dafür zuständig sind in erster Linie Fachärzte für Hals-, Nasen- und Ohrenkrankheiten (HNO) sowie für Neurologie. Manchmal sind auch internistische (Herz-Kreislauf-) Untersuchungen nötig.

In vielen Fällen kommen die Patienten in einem Zustand der Beschwerdefreiheit in die ärztliche Praxis – die Schwindelattacke liegt Stunden oder Tage zurück. Um trotzdem zu einer aussagekräftigen Diagnose zu kommen, wurden Untersuchungsmethoden entwickelt, die Schwindel provozieren und das Dreh- und Schwankgefühl bewusst hervorrufen. Für den untersuchenden Arzt ist es dann möglich, die provozierten Beschwerden einer genauen Diagnose zuzuführen.

Anamnese – Patienten schildern ihre Beschwerden

Im Rahmen einer Anamnese (von griechisch anamnesis = Erinnerung) schildern Patienten dem Arzt ihre Beschwerden. Ziel ist es, zu einer exakten und definitiven Diagnose zu gelangen. Dabei werden sowohl aktuelle als auch vergangene Beschwerden besprochen, auch vorangegangene Behandlungen sowie bereits erfolgte Verordnungen von Medikamenten kommen zur Sprache. Ganz wichtig für den Arzt sind auch Aussagen zum psychischen Befinden des Patienten (wie erlebt er die Beschwerden?) und zu den sozialen Umständen, in denen er lebt (zum Beispiel familiäre Probleme oder Belastungen am Arbeitsplatz). Am Ende der Anamnese muss sich der Arzt die Beschwerden des Patienten genau vorstellen können – so, als hätte er sie selbst erlebt. Ein guter Arzt ist ja nichts anderes als ein besonders „erfahrener" Patient, der alle Krankheiten zumindest in seiner Fantasie erlebt hat und so seine „Erfahrungen" mit denen des Patienten vergleichen kann.

Auf den Schwindel bezogen, schildern Patienten häufig folgende Beschwerden:

- Gefühl einer drehenden Bewegung (Drehschwindel).

- Spontan und episodisch wiederkehrend: bei Morbus Menière, Migräne, Durchblutungsstörung im Hirnstamm.
- Spontan und einmalig, über Tage langsam abklingend: bei einseitigem Funktionsausfall des Gleichgewichtsorgans, Schlaganfall im Bereich des Hirnstamms oder Kleinhirns.
- Auslösbar: bei Lagerungsschwindel (durch Lagerung provozierbar), Bogengangsdehiszenzsyndrom (durch Pressen oder Druckausgleich provozierbar).

- Gefühl einer geneigten Lage: Der Patient fühlt sich um 90 Grad zur Seite geneigt oder sogar um 180 Grad auf dem Kopf stehend (Hirnstammerkrankungen).
- Der Patient kann das Gleichgewicht nicht halten und nicht stehen, als würde er von einer Kraft zur Seite gezogen (Schlaganfall).
- Unsicherheitsgefühl: bei phobischem Schwindel, gutartigem Tumor des Gleichgewichtsnervs, beidseitigem Funktionsausfall der Gleichgewichtsorgane.
- Schwarzwerden vor den Augen: Kollaps, meistens internistische Ursachen.

Die Schilderung und Beschreibung solcher Symptome liefern dem erfahrenen Arzt in vielen Fällen bereits sichere Hinweise auf die Diagnose bzw. können den Verdacht auf eine bestimmte Diagnose erhärten.

Was verraten die Ohren?

Bei Schwindelerkrankungen ist es in allen Fällen sehr wichtig, das Trommelfell und das Gehör zu untersuchen. Es gibt eine Reihe von entzündlichen Ohrerkrankungen, die auch ohne wesentliche Ohrbeschwerden das Gleichgewichtsorgan schädigen und dadurch Schwindel auslösen können. Ein Beispiel dafür ist das **Cholesteatom** (siehe Seite 64). Dies ist sicherlich auch ein

Grund, weshalb Schwindelbeschwerden oft primär von HNO-Ärzten abgeklärt werden.

➔ *Prüfung und Testung der Ohren*

Nach einer genauen Trommelfelluntersuchung wird ein **Hörtest** durchgeführt. Gewisse Krankheiten (z.B. Menière-Krankheit) gehen typischerweise mit einer Innenohrschwerhörigkeit einher. Bei anderen Erkrankungen (z.B. Vestibularisausfall) ist es wiederum charakteristisch, dass nur das Gleichgewichtsorgan betroffen und das Hörvermögen völlig normal ist.

Schnelle, orientierende **Hörprüfungen** kann man ganz einfach mit einer Stimmgabel durchführen. Bei der nach **Weber** benannten Prüfung drückt man die Stimmgabel bei einer einseitigen Hörstörung an die Stirn des Patienten. Liegt die Ursache der Hörstörung im Innenohr, dann hört der Patient das Summen der Stimmgabel im gegenseitigen Ohr. Wird jedoch die Hörschwäche durch eine Funktionsstörung im Mittelohr (Trommelfell oder Gehörknöchelchenkette) ausgelöst, dann wird der Ton im betroffenen Ohr gehört. Mit dieser einfachen Untersuchung kann man etwa einen Hörsturz von einer Belüftungsstörung des Ohres schnell und einfach unterscheiden.

Bei der **Tonaudiometrie** werden durch einen Kopfhörer kalibrierte Töne in verschiedenen Höhenlagen und mit verschiedenen Intensitäten ins Ohr geleitet. Bei dieser Untersuchung sind die Ärzte auf die Mitarbeit des Patienten angewiesen. Durch die ständigen Rückmeldungen des Patienten kann sich der Untersucher an die Hörschwelle des Ohres herantasten. Wenn die Hörschwelle, das heißt die kleinste Intensität der noch gerade hörbaren Töne, festgelegt wurde, ist es möglich, aus dem Frequenzverlauf des Hörverlusts weitere Schlüsse zu ziehen: Bei Morbus Menière zum Beispiel fallen meistens die tiefen Frequenzen aus, bei einer lärmbedingten Schwerhörigkeit oder Altersschwerhörigkeit meist die hohen Frequenzen.

Es gibt auch **objektive Hörtests**, zum Beispiel die Messung von **otoakustischen Emissionen**, bei denen die Kooperation des Patienten nicht benötigt wird. Das Innenohr verfügt neben den Zellen zur Sinneswahrnehmung (innere Haarzellen) auch über kontraktile Zellen (äußere Haarzellen), welche die von außen ins Ohr gelangenden Vibrationen durch eigene Kontraktionen verstärken. Diese Kontraktionen der äußeren Haarzellen sind im Prinzip ebenfalls Töne (= otoakustische Emissionen), welche bei jedem Schallreiz im Innenohr entstehen und vom Innenohr in den Gehörgang geleitet und mit empfindlichen Messgeräten nachgewiesen werden können. Bei einer Störung im Mittelohr oder Innenohr sind diese Töne nicht mehr vorhanden, bei normalem Gehör dagegen sind sie eindeutig nachweisbar. Diese Methode wird in Österreich auch für das „Neugeborenen-Hörscreening" eingesetzt. Statistisch gesehen kommt eines von 1000 Kindern mit einer angeborenen Hörstörung zur Welt. Wegen der Sprachentwicklung ist es äußerst wichtig, diese Hörstörung möglichst frühzeitig zu erkennen.

Die objektiven Hörtests dienen nicht nur zur Messung der Hörleistung, sondern auch zur Lokalisation einer Hörstörung. Zum Beispiel weisen gut auslösbare otoakustische Emissionen nur auf eine gute Innenohrfunktion hin, sie verraten nichts über die Funktionsfähigkeit des Hörnervs. Wenn bei einer Schwerhörigkeit otoakustische Emissionen zu messen sind, dann besteht der Verdacht auf eine Funktionsstörung des Hörnervs, wie diese zum Beispiel bei einem Tumor am Hörnerv auftritt. Zur weiteren Abklärung kommen dann die folgenden objektiven Hörtests zum Einsatz:

Bei einer **Hirnstammaudiometrie** werden kurze Töne („clicks") über einen Kopfhörer ins Ohr geleitet, die die Hirnströme verändern. Damit können Erkrankungen des Hörnervs untersucht und die Funktion der Hörbahn gemessen werden. Dies ist vor allem dann von Bedeutung, wenn der Schwindel mit einer Hörverminderung einhergeht. Diese Untersuchung hat sich in der alltäglichen Praxis sehr gut bewährt. Da gutartige Tumoren des Gleichgewichtsnervs oft durch einen Hörsturz oder ein-

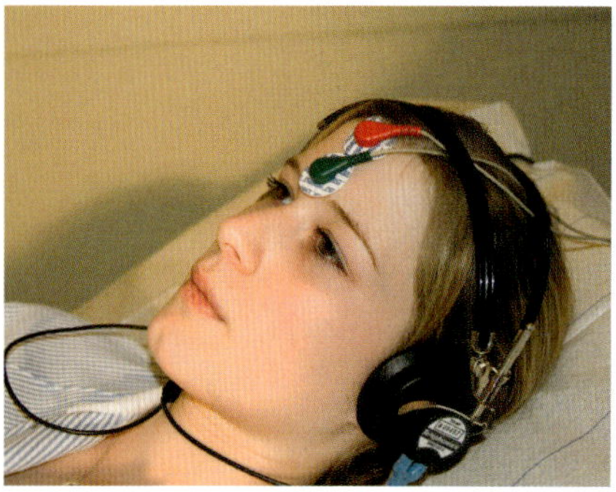

seitiges Ohrensausen in Erscheinung treten, ist es wichtig, bei diesen Krankheitserscheinungen einen Tumor auszuschließen. Früher war diesbezüglich die Hirnstammaudiometrie von Bedeutung. Mittels dieser Methode wurde die Verlangsamung der Nervenleitgeschwindigkeit gemessen, wodurch ein Tumor des Hör- und Gleichgewichtsnervs bestätigt werden konnte. Heute wird bei asymmetrischem Gehör gleich eine MR-Untersuchung des Schädels durchgeführt. Die Hirnstammaudiometrie hat aber heute noch einen Stellenwert als „objektiver" Hörtest, sie kommt in Fällen zum Einsatz, in denen die Hörleistung ohne die Rückmeldung des Patienten beurteilt werden muss (z.B. bei Kleinkindern).

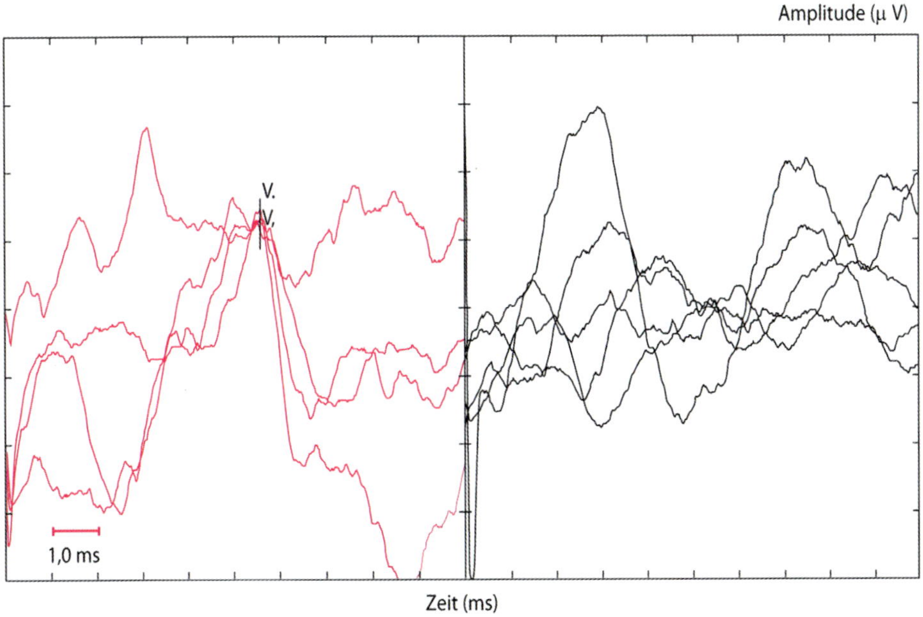

Hirnstammaudiometrie: Am Bild links gut auslösbare fünfte Welle. Rechts ist die fünfte Welle wegen eines gutartigen Tumors am Hörnerv nicht auslösbar.

Die **Elektrokochleographie** ist eine spezielle Art der Hirnstammaudiometrie. Es wird eine Elektrode (in Flüssigkeit getränkter weicher Gelschwamm) bis zum Trommelfell eingeführt und die elektrischen Vorgänge im Hörorgan werden gemessen. Die Messung ist absolut nicht schmerzhaft. Die Patienten beschreiben nur ein Gefühl, als „hätten sie Wasser im Ohr". Diese Methode dient in erster Linie zum Nachweis des Morbus Menière. Bei dieser Krankheit wächst der Flüssigkeitsdruck im Innenohr. Der Druck verändert die Lage der Sinneszellen im Hörorgan. Diese Veränderungen können dann in der elektrokochleographischen Kurve nachgewiesen werden. Mit dieser Methode kann die Menièresche Krankheit eindeutig von anderen Schwindelerkrankungen (z.B. Migräne) abgegrenzt werden. Da bei der Behandlung der Menièreschen Krankheit bestimmte Sinneszellen im Innenohr unwiderruflich ausgeschaltet werden, ist eine exakte Diagnose von größter Wichtigkeit.

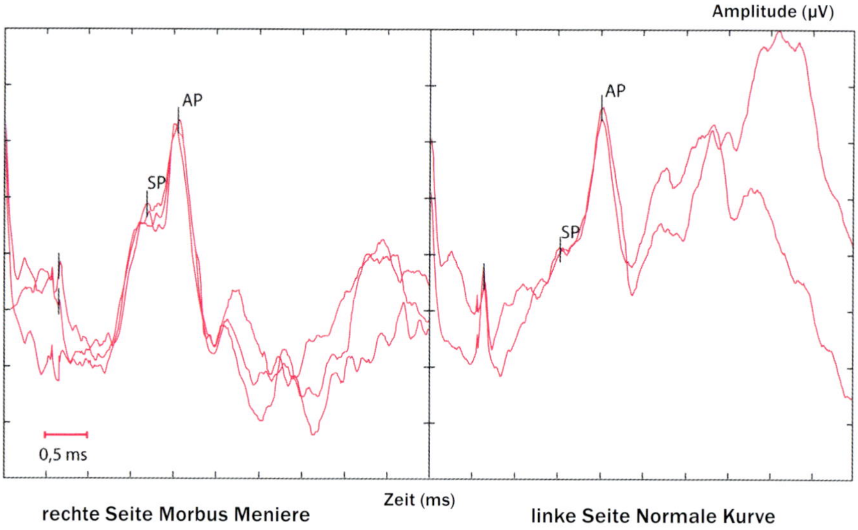

Elektrokochleographie: Bei der Menièreschen Krankheit ist ein erhöhtes Summationspotential (SP) nachzuweisen. Die Höhe des Summationspotentials hängt von der Lage der Grundmembran ab. Durch den erhöhten Innenohrdruck verändert sich deren Position.

Durch die Messung der **vestibulär evozierten myogenen Potentiale** (VEMPs) ist es möglich, die Funktion des Sacculus (eines der Otolithenorgane, siehe Seite 20) und des Gleichgewichtsnervs zu messen. Bei bestimmten Krankheitsbildern (z.B.

bei viraler Entzündung oder bei einem Tumor) ist es sehr nützlich, einen Funktionsausfall des Sacculus frühzeitig nachweisen zu können. Dazu werden Elektroden an der Haut über der Halsmuskulatur angebracht und laute Töne über einen Kopfhörer appliziert. Diese bewegen die feinen Kristalle, die auf den mikroskopischen gelatinösen Polstern des Sacculus liegen. Diese Otolithen-Nervenimpulse verursachen kurze Zuckungen der Halsmuskulatur, die elektrisch abgeleitet werden. Daneben werden natürlich auch die Zellen des Hörorgans gereizt, deren Funktion aber zum Auslösen dieser Potentiale nicht benötigt wird. Sie sind daher auch bei völliger Taubheit durchführbar.

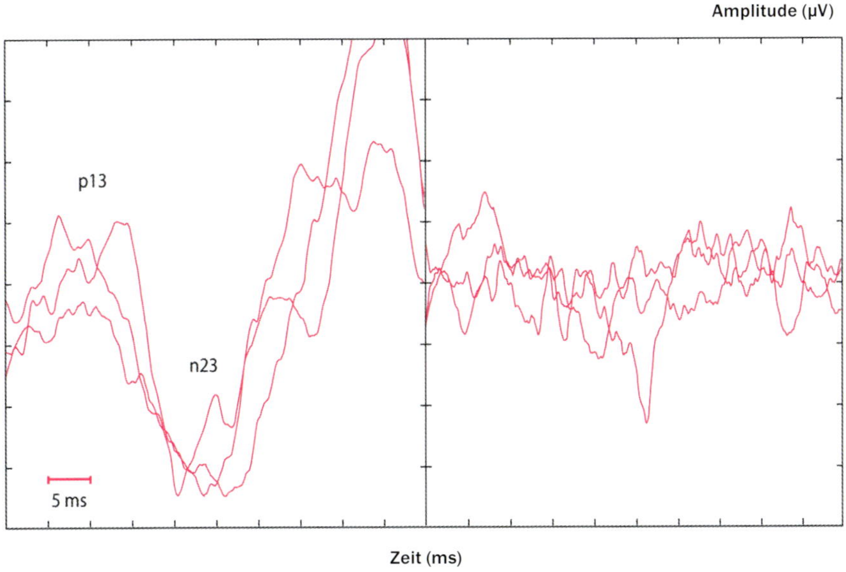

Vestibulär evozierte myogene Potentiale (Bild links). Diese Potentiale sind „seitengetrennt" ableitbar. Wenn ein Ohr stimuliert wird, entstehen die Potentiale in der Halsmuskulatur auf derselben Seite. In diesem Fall waren die Potentiale auf der rechten Seite wegen eines gutartigen Tumors am Hörnervs nicht auslösbar.

Was verraten die Augen?

Wie bereits im vorigen Kapitel über die physiologischen Grundlagen des Gleichgewichtsorgans beschrieben, reagieren Patienten bei bestimmten Schwindelkrankheiten mit einem Augenzittern, dem sogenannten Nystagmus. Das Gehirn „glaubt", dass sich der Kopf dreht und produziert daher unwillkürlich Augenbewegungen, die bei Kopfdrehungen sonst die Fixierung des Sichtfeldes ermöglichen.

Für den untersuchenden Arzt sind diese Augenbewegungen ein überaus wichtiger Hinweis auf das zugrunde liegende Problem. Untersucht wird das Augenzittern mit der Frenzelbrille. Sie hat sehr starke Gläser und eine Beleuchtung an der Innenseite. Setzt man sie dem Patienten auf, so kann er nicht scharf sehen, und es wird damit verhindert, dass er Gegenstände mit den Augen fixiert. Aus der Art der spontanen Augenbewegungen (Nystagmus) kann der Arzt eine Diagnose stellen. Die Richtung des Augenzitterns zeigt die Seite, wo die spontane Aktivität erloschen ist. Eine eventuelle Richtungsänderung des Nystagmus bei verschiedenen Blickrichtungen weist darauf hin, dass das Augenzittern nicht vom Innenohr ausgeht, sondern durch eine Erkrankung des Kleinhirns ausgelöst wird.

Durch **Kopfschütteln** kann ein Augenzittern provoziert werden, wenn Patienten erst geraume Zeit nach Abklingen der Beschwerden die Schwindelambulanz aufsuchen und ein spontaner Nystagmus nicht mehr nachweisbar ist.

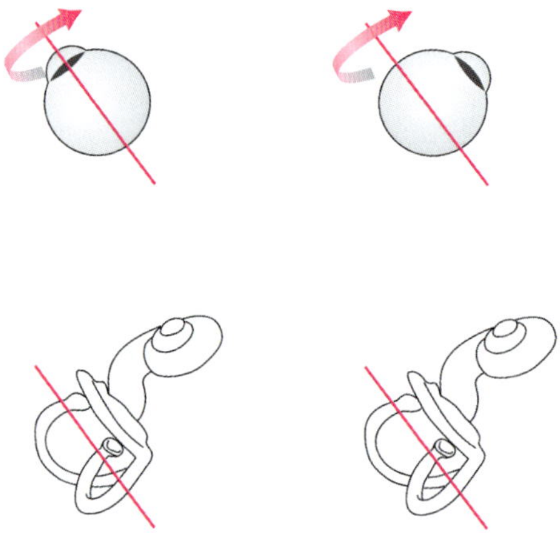

Die Achse der Bogengänge und die Achse der durch den Bogengang ausgelösten Augenbewegung stimmen überein, unabhängig von der aktuellen Blickrichtung. Stellt man sich die Achse des Nystagmus vor, kann man den auslösenden Bogengang identifizieren.

Vor allem zur Diagnose des häufig anzutreffenden gutartigen Lagerungsschwindels (der durch Veränderungen der Kopfposition ausgelöst wird und nur wenige Sekunden dauert) stellen die Augenbewegungen einen wichtigen Hinweis dar. Die Beschwerden werden durch Ablagerungen in einem oder mehreren der drei Bogengänge im Innenohr verursacht. Aus der Richtung der drehenden Augenbewegungen kann nun der Arzt den irritierten Bogengang im Innenohr bestimmen. Ein Beispiel: Ist der rechte hintere Bogengang betroffen, dann entsteht ein Nystagmus, als würde der Patient den Kopf nach rechts hinten neigen – aus der Sicht des Patienten rotatorisch im Uhrzeigersinn und vertikal nach oben gerichtet. Durch ein bestimmtes Lagerungsmanöver wird der betroffene Bogengang wieder von seinen Ablagerungen befreit (mehr dazu siehe Seite 82 über den gutartigen Lagerungsschwindel).

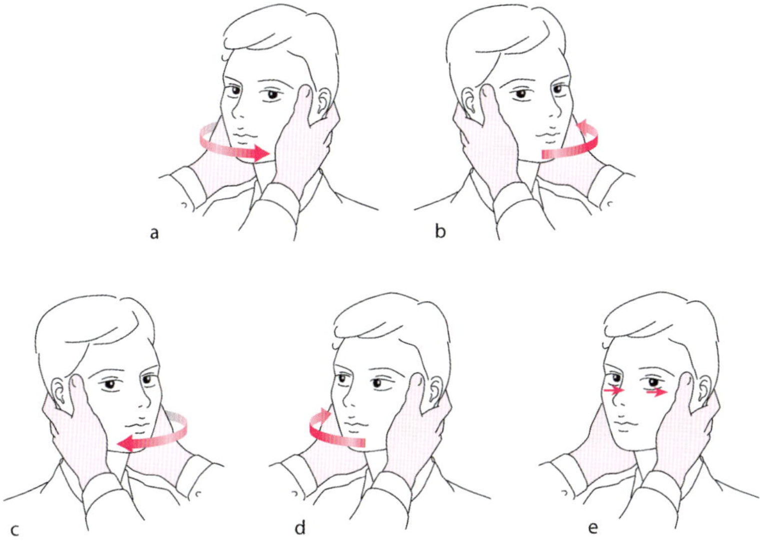

Der Kopf-Impuls-Test oder „Halmagyi-Test". Bild a und b: Während einer unerwarteten, schnellen, passiven Kopfdrehung nach links kann die Patientin den Blick fixieren, der linke horizontale Bogengang funktioniert gut. Bild c und d: Während einer Kopfdrehung nach rechts ist es für die Patientin nicht möglich, die schnellen, kompensatorischen Augenbewegungen einzuleiten, sie kann nicht fixieren. Nach der Bewegung sucht sie das Ziel mit den Augen, es entsteht eine kompensatorische ruckartige Augenbewegung.

Die Bewegungen der Augen dienen auch beim **Kopf-Impuls-Test** als diagnostisches Hilfsmittel. Dabei wird der Patient aufgefordert, einen Punkt zu fixieren (etwa die Nase des Untersuchers) und den Kopf locker zu halten. Dann wird der Kopf des Patienten mit einer schnellen unerwarteten Bewegung in eine Richtung – etwa nach rechts – gedreht. Wenn der Patient dabei das Blickfeld nicht stabilisieren kann, weil sich die Augen mit dem Kopf auch nach rechts bewegen, kann das ein Hinweis darauf sein, dass sein rechter horizontaler Bogengang ausgefallen ist. Die Funktion der Bogengänge dient schließlich dazu, die kompensatorischen Augenbewegungen im Falle einer schnellen, unerwarteten Kopfbewegung in die Gegenrichtung zu produzieren. Dieser neue, am Krankenbett schnell und leicht durchführbare Test wurde erst in den letzten Jahren in die Routinediagnostik eingeführt und dient als wichtigste Untersuchungsmethode im Akutfall. Wenn ein Patient mit starkem Drehschwindel, Übelkeit, Erbrechen mit dem Notarztwagen ins Krankenhaus gebracht wird und die Zeichen einer starken Gleichgewichtsasymmetrie (einseitiger Ausfall von Funktion und Spontanaktivität) bestehen, muss man grundsätzlich immer auch an einen Schlaganfall im Bereich des Kleinhirns denken. Übersieht man einen solchen Kleinhirninfarkt, besteht die Gefahr der Einklemmung, wenn die Schwellung des Kleinhirns die Atemzentren lähmt und damit einen lebensbedrohlichen Zustand verursacht. Sind aber die kompensatorischen Augenbewegungen mittels Kopf-Impuls-Test in eine Richtung nicht auslösbar, dann ist eher eine Bogengang-Funktionsstörung auf dieser Seite wahrscheinlich. Die Bahnen, die diese Augenbewegungen auslösen, ziehen nicht durch das Kleinhirn. Daher bleiben die kompensatorischen Augenbewegungen im Falle eines Kleinhirninsults in beide Richtungen erhalten. Dieser Test ist umso wichtiger, da ganz frische Insulte im CT (Computertomographie) oft nicht dargestellt werden können und es spezieller Magnetresonanztechniken bedarf, um diese Läsionen früh genug nachweisen zu können. Diese sind allerdings nicht in allen Krankenhäusern verfügbar.

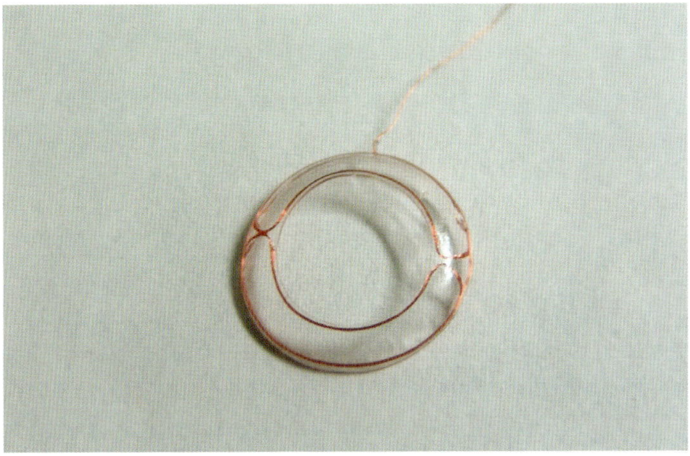

Die sogenannte sklerale Magnetfeldspule: Die modifizierte Kontaktlinse dient dazu, die schnellen Augenbewegungen mittels hoch frequenter Magnetfelder sehr exakt in drei Dimensionen zu erfassen.

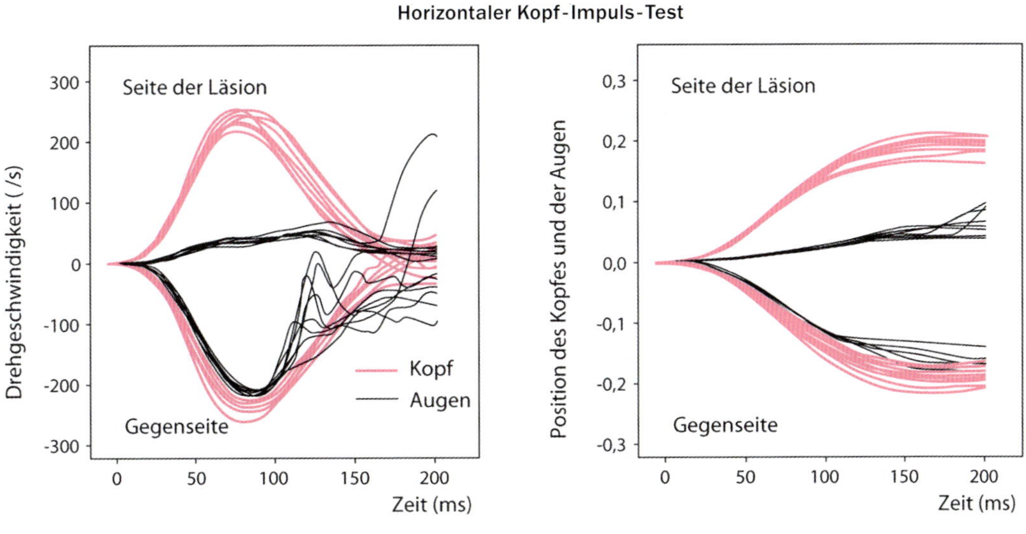

Auswertung eines Kopf-Impuls-Tests mittels skleraler Magnetfeldspulen. Wenn der Kopf in die Richtung der Läsion gedreht wird, können die Augen der Kopfbewegung nicht folgen. Wird der Kopf in die Gegenrichtung gedreht, entstehen die kompensatorischen Augenbewegungen ohne Latenzverzögerung. (Messung von Prof. Halmagyi, Sydney)

Die Bedeutung einer **Kalorischen Prüfung** liegt darin, dass mit ihrer Hilfe die Erregbarkeit und damit die Funktion des horizontalen Bogenganges seitengetrennt erfasst werden kann. Es erfolgt – bei einer bestimmten Lagerung des Kopfes – eine jeweils einseitige Spülung der äußeren Gehörgänge. Das Spülwasser ist wärmer (44 °C) oder kälter (30 °C) als die Körpertemperatur. Bei der Warmspülung zum Beispiel wird die Flüssigkeit im Innenohr aufgewärmt. Wenn der Kopf des Patienten so gelagert wird, dass im Normalfall der horizontale Bogengang (der die seitlichen Kopfdrehungen misst) in senkrechter Lage steht, entstehen in den Innenohrflüssigkeiten aufgrund der wärmebedingten Ausdehnung Unterschiede im spezifischen Gewicht, die Flüssigkeit wird an der Stelle der Erwärmung leichter, es entsteht also auch eine Flüssigkeitsströmung. Da solche Strömungen im Normalfall nur bei Drehbeschleunigung des Kopfes vorkommen, werden diese vom Gehirn als solche interpretiert, und es entsteht ein Augenzittern (Nystagmus) und auch ein subjektives Schwindelgefühl. Ist die Funktion des Bogengangs gestört, kann man keinen Nystagmus auslösen. Auf diese Weise kann die kalorische Erregbarkeit der rechten Seite mit der linken Seite verglichen werden. Die Augenbewegungen des Patienten können mit Elektroden, die neben den Augen angeklebt werden, registriert und digital verarbeitet werden. Dann ist es möglich, das Augenzittern exakt auszuwerten. Diese Untersuchung hat in den letzten Jahren gegenüber den oben genannten Methoden sehr stark an Bedeutung verloren. Wir führen die kalorische Prüfung nur noch selten durch.

Übrigens wurde diese Untersuchungsmethode von Robert Bárány an der Wiener HNO-Klinik entwickelt, wofür er 1916 den Nobelpreis erhielt.

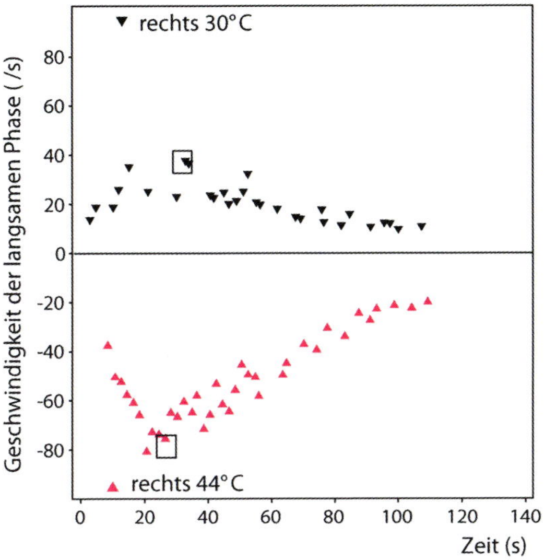

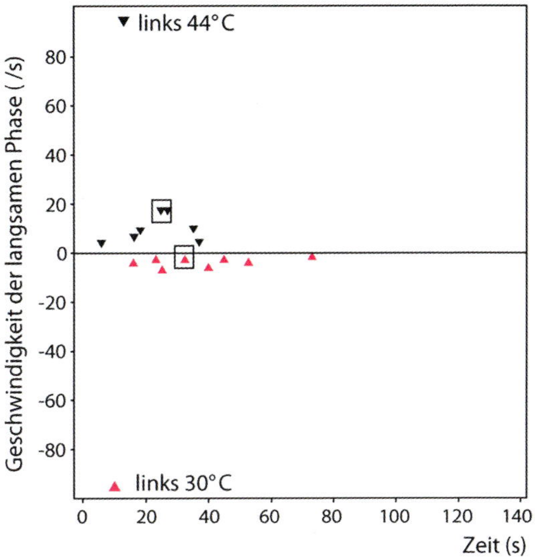

Die Ergebnisse der kalorischen Prüfung. Am rechten Ohr (Bild links) lässt sich eine normale Aktivität nachweisen. Die Amplitude der Nystagmusschläge nimmt schnell zu, die Reaktion klingt nach 30 Sekunden langsam ab. Auf der Gegenseite zeigt sich kaum eine Reaktion.

Neurologische Untersuchung

Die Messergebnisse der Gleichgewichtsorgane beeinflussen stark den Muskeltonus und dadurch Körperbewegungen. An der Aufarbeitung dieser Messergebnisse nimmt das Kleinhirn teil, das den Ablauf der feinen Zielbewegungen ausarbeitet. Es wird daher untersucht, ob die Patienten mit geschlossenen Augen stehen oder auf der Stelle gehen können, ob sie den Zeigefinger in einer ausholenden Bewegung schnell zur Nase hinführen und die Nasenspitze berühren können. Liegt die Ursache einer schweren Gleichgewichtsstörung im Innenohr, dann können die Patienten meistens zwar schief und schwankend, aber trotzdem ohne Hilfe stehen. Ist das Kleinhirn erkrankt, dann ist es meistens unmöglich zu stehen oder es entsteht eine auffällige Ungeschicklichkeit (Ataxie).

Radiologische Untersuchungen

Bildgebungsverfahren haben an Bedeutung stark zugenommen. Die computerisierten Schichtaufnahmen sind zwar aufwändig und teuer, aber sehr informativ und haben die älteren einfachen Röntgenuntersuchungen abgelöst. Mittels Computertomographie (CT) können hauptsächlich die knöchernen Veränderungen gut dargestellt werden. Diese Untersuchung ist meistens dann angezeigt, wenn Schläfenbein oder Schädelknochenveränderungen (Zerstörung durch Cholesteatom oder Traumen) vermutet werden. Die Computertomographie hat aber den Nachteil, dass sie mittels Röntgenstrahlung durchgeführt wird und daher eine gewisse Strahlenbelastung mit sich bringt.

Die Magnetresonanztomographie (Kernspintomographie) verursacht dagegen keine Strahlenbelastung. Dieses Verfahren ist besonders für die Darstellung der Weichteile geeignet (z.B. Gehirn). Nach einem Hörsturz oder Schwindelanfall, wenn ein Gehirntumor, Durchblutungsstörungen oder sonstige Erkrankungen des Gehirns (z.B. Multiple Sklerose) in Frage kommen, ist die Durchführung einer Schädel-MR-Untersuchung indiziert. Nachteile dieser Methode sind, dass sich die Patienten während der Untersuchung in eine enge Röhre legen müssen. Manche Patienten mit Angstzuständen oder Panikneigung schaffen das nicht. Die Untersuchung ist nicht durchführbar, falls im Körper des Patienten Metallteile implantiert wurden (z.B. Herzschrittmacher).

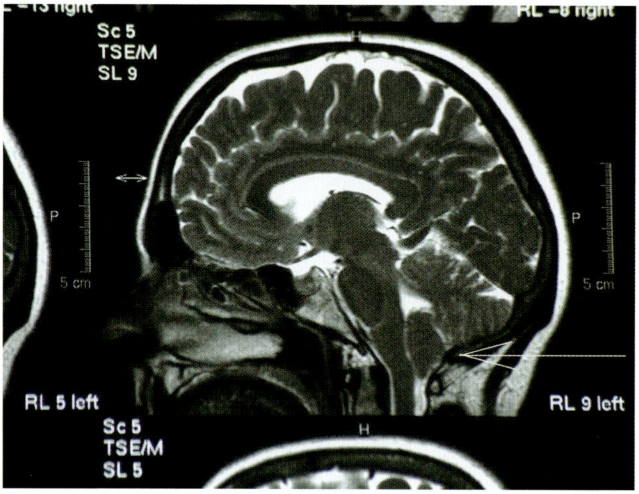

MRT-Bild eines im Wirbelkanal eingeklemmten Kleinhirnanteils (Arnold Chiari-Syndrom), erkennbar durch den Pfeil rechts

Vorteile der Magnetresonanztomographie: Das Gehirn kann besonders genau und in allen Ebenen dargestellt werden. In diesem Fall fällt das Kleinhirn in den Anfang des Wirbelkanals durch eine zu weite Öffnung (Arnold-Chiari-Syndrom). Da das Kleinhirn den Hirnstamm komprimiert, verursacht diese angeborene seltene Variante auch Schwindelbeschwerden.

Sowohl bei der CT- als auch MR-Untersuchung werden Kontrastmittel verabreicht. Die Kontrastmittelgabe birgt auch Gefahren in sich, wenn der Patient zum Beispiel eine allergische Reaktion entwickelt. Bei beiden Untersuchungen ist es möglich, mit speziellen Methoden auch die Gefäße des Gehirns genau darzustellen.

Die großen Halsgefäße, die zum Gehirn führen, werden mittels Ultraschalluntersuchung (Carotis-Vertebralis-Duplex-Sonographie) untersucht. Durch dieses Verfahren ist es möglich, Engstellen oder Strömungsumkehr im Bereich der Gefäße nachzuweisen, die außerhalb des Schädels liegen.

Diese radiologischen Untersuchungen sind in der Abklärung der Gleichgewichtsstörungen sehr wichtig. Sollte sich bei der Kernspintomographie zeigen, dass keine gravierenden Veränderungen, wie Tumor, Degenerationen des Gehirns oder durchblutungsbedingte Läsionen nachzuweisen sind, dann kann sich der Patient erst einmal etwas beruhigen. Dann hat er „nur" die Beschwerden. Denn häufig leiden die Patienten an sehr starken Beschwerden (z.B. an stundenlangem Schwindel mit Erbrechen oder plötzlichen Stürzen), die radiologische Abklärung liefert jedoch ganz normale Befunde. Dann kommen die Experten der Gleichgewichtsambulanz zum Zug.

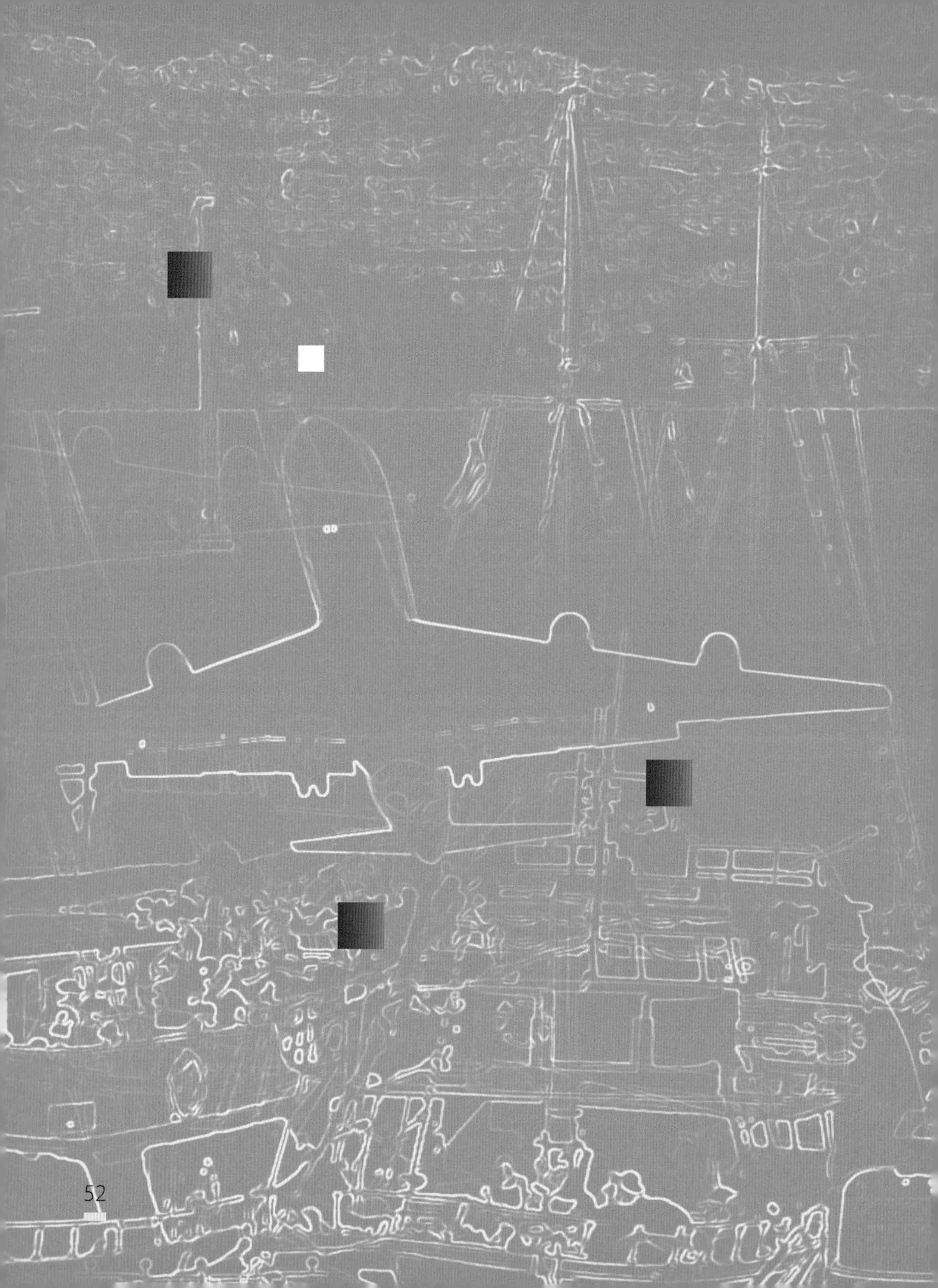

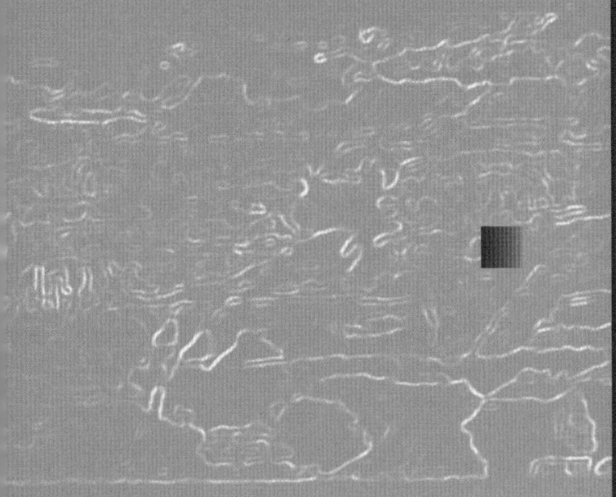

Reisekrankheiten oder Kinetosen

Beschwerden
Ursachen
Kinetose und Migräne
Was gegen Reisekrankheit hilft
„Space motion sickness“
Mal-de-Débarquement-Syndrom –
die sogenannte Landkrankheit

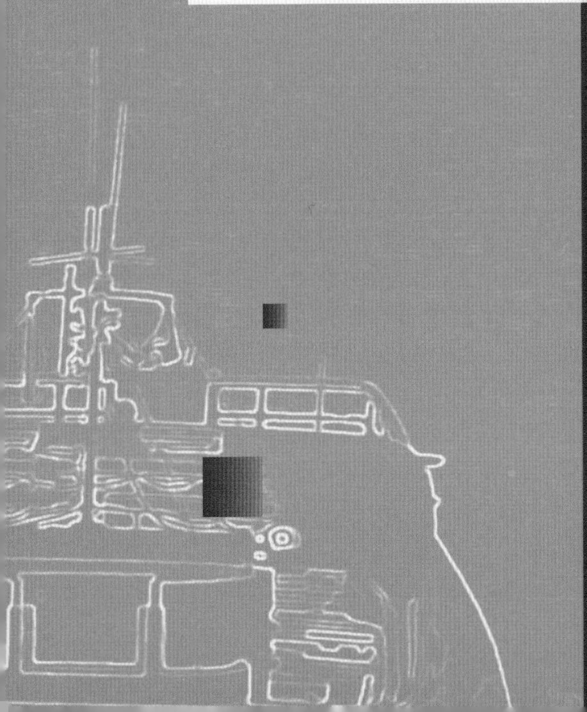

Wenn einer eine Reise macht, dann kann er was erzählen – so lautet ein bekanntes Sprichwort. Doch häufig handelt es sich bei den geschilderten Reiseerlebnissen um gesundheitliche Beeinträchtigungen. So leiden etwa bei längeren Schiffsfahrten zehn bis zwanzig Prozent der Passagiere unter den unangenehmen Beschwerden der Seekrankheit, auf kleineren Booten kann die Häufigkeit sogar bis zu 60 Prozent betragen.

Aber auch Flugreisen und Auto- bzw. Autobusfahrten machen vielen Menschen zu schaffen. Frauen zeigen öfter Symptome von Reisekrankheit als Männer. Mit zunehmendem Alter sinkt jedoch die Anfälligkeit bei beiden Geschlechtern. Die höchste Empfindlichkeit wird im Alter zwischen zehn und zwölf Jahren beobachtet, bei Kindern unter zwei Jahren treten die Kinetosen – wie die Reisekrankheiten in der Fachsprache genannt werden (von Kinetik = die Lehre von der Bewegung) – kaum auf.

Beschwerden

Die bei einer Reisekrankheit auftretenden Symptome können das Wohlbefinden und somit das Ferienerlebnis erheblich beeinträchtigen. Die Betroffenen berichten von Unwohlsein, Unsicherheit, Schwindel, Müdigkeit, Gähnen, Schwitzen, erhöhter Speichelsekretion. Sie leiden außerdem an einer Überempfindlichkeit gegenüber Gerüchen, sind blass und klagen über ein Druckgefühl im Magenbereich. Es folgen Übelkeit, Erbrechen bis hin zu Apathie. Nach Beendigung der Reise klingen die Symptome relativ rasch ab, bei längeren Seereisen bessern sich die Beschwerden allmählich, allerdings erst nach einigen Tagen.

Ursachen

Es sind ungewohnte Bewegungen bzw. periodische und wechselnde Beschleunigungen am Schiff, im Auto oder an Bord eines Flugzeugs, die das Sinnessystem verwirren und zu den genannten Beschwerden führen. Vor allem, wenn es sich um langsam schaukelnde Bewegungen handelt, reagiert der Organismus sehr empfindlich. Ist die schaukelnde Bewegung nach vorne und nach hinten gerichtet, so wird dies als schlimmer und belastender empfunden als bei Bewegungen in der horizontalen Ebene. Das visuelle System scheint für das Auftreten einer Reisekrankheit gar nicht so wichtig zu sein, da es sowohl bei blinden als auch bei stark fehlsichtigen Personen zu einer Seekrankheit kommen kann.

Passagieren im Flugzeug oder Beifahrern im Auto wird deshalb schlecht, weil noch das Überraschungsmoment der unerwarteten Bewegung dazukommt – denn mit einer plötzlichen Windbö, dem abrupten Bremsmanöver oder der unübersichtlichen Kurve hat man nicht gerechnet. Vor allem nicht als Beifahrer im Auto. Wohl aber rechnet der Fahrer des Wagens damit, der jedes Beschleunigen und Bremsen bewusst ausführt – wenn auch in Sekundenschnelle –, die Schlaglöcher rechtzeitig bemerkt und sich auf jeden Richtungswechsel gedanklich einstellt. Das ist auch der Grund, warum immer nur den Mitfahrenden schlecht wird, niemals den Fahrern.

Apropos Übelkeit: Zwischen dem Gleichgewichtssystem und dem vegetativen Nervensystem, das die wichtigsten Lebensfunktionen wie Herzschlag, Atmung, Blutdruck, Stoffwechsel usw. kontrolliert, besteht ein enger Zusammenhang. Wenn zum Beispiel im Experiment der Gleichgewichtsnerv elektrisch stimuliert wird, reagieren auch Nerven des vegetativen Systems, etwa der Nervus vagus, der 10. Hirnnerv, der an der Regulation fast aller inneren Organe beteiligt ist. Der Zusammenhang zwischen diesen Systemen besteht wahrscheinlich deswegen, damit die Funktion der Atmungsmuskulatur und des Zwerchfells bei einer plötzlichen Lageänderung der jeweiligen Gravitationsrichtung angepasst wird. Auf direkten Bahnen können dann von den Vestibulariskernen im Hirnstamm die vegetativen Zentren aktiviert und Übelkeit und Erbrechen ausgelöst werden.

Kinetose und Migräne

Migränepatienten haben meistens eine stärkere Neigung zu Kinetosen als andere Personen. Wahrscheinlich verursachen die für Migräne verantwortlichen zellulären Veränderungen auch eine erhöhte vestibuläre Empfindlichkeit oder es kommt zum Anstieg des Neurotransmitterspiegels im Hirnstamm. Während eines Migräneanfalls oder eines Migräneschwindels sind die Patienten ebenfalls sehr stark überempfindlich gegen Kopfbewegungen.

Was gegen Reisekrankheit hilft

Auf medikamentöser Ebene sind vor allem zwei Gruppen von Substanzen bekannt, die eine Reisekrankheit erfolgreich hemmen können:

- Antihistaminika: Im Tierversuch konnte auf beeindruckende Art und Weise gezeigt werden, wie diese Mittel helfen. Im Gegensatz zu Menschen, die zum Erbrechen neigen, entwickeln Ratten bei einer Reisekrankheit einen bizarren Appetit, sie fressen vermehrt Kaolin. Die entsprechende Kinetose wurde im Versuch durch eine Drehung um zwei Achsen provoziert. Die Drehungen erhöhten den Histamingehalt in Hypothalamus und Hirnstamm und somit den Appetit der Ratten. Wurde den Tieren allerdings ein gängiges Antihistaminikum verabreicht, dann verschwanden der Appetit und auch die Kinetose. In Österreich werden Antihistaminika gegen die Reisekrankheit empfohlen. Sie sind auch sehr gut geeignet bei einem Schwindelanfall, der aus anderen Gründen entstanden ist (z.B. bei der Menièreschen Erkrankung), um die unangenehmen vegetativen Beschwerden zu hemmen. Der Schwindel wird dabei nicht weniger, Übelkeit und Brechreiz lassen aber nach.
- Anticholinergika: Diese Substanzgruppe ist nur wirksam, wenn sie vorbeugend verabreicht wird. Auch das

hat ein Tierversuch ergeben. Zehn Tage lang wurde bei Ratten eine Kinetose ausgelöst, und zwar war eine Gruppe der Tiere mit einem Skopolamin-Pflaster vorbehandelt, die zweite Gruppe nicht. Es zeigte sich in dem Versuch, dass der für eine Reisekrankheit typische Heißhunger bei den Tieren mit dem Pflaster deutlich geringer ausfiel als der bei den unbehandelten Tieren. Auch nach der Entfernung des Pflasters blieb der Unterschied zwischen beiden Gruppen noch einige Tage lang nachweisbar. Es scheint, dass Skopolamin die Fähigkeit zur Gewöhnung an die ungewohnte Bewegung erhöht.

„Space motion sickness"

Um bereits vor einem militärischen Flugeinsatz oder einer Weltraummission voraussagen zu können, wie empfindlich einzelne Piloten oder Astronauten gegenüber Kinetosen sind, wird von den entsprechenden Stellen auf dem Gebiet der Weltraumkrankheit (WK), auch space motion sickness genannt, intensiv geforscht. Würden nämlich Astronauten während eines Weltraumausstiegs erbrechen, dann könnte das katastrophale Folgen haben. Auch längere Missionen, wie zum Beispiel die geplante Marsmission, haben das Interesse an den Kinetosen erweckt. Die WK betrifft 50 bis 70 Prozent der Astronauten, obwohl einige Experten behaupten, dass alle betroffen sind, nur geben es nicht alle zu. Die Beschwerden fangen in den ersten 30 bis 60 Minuten an und halten drei bis vier Tage lang an. Bei der Rückkehr zeigen zehn Prozent der Astronauten die Symptome gleich nach der Landung. Die Beschwerden sind mit jenen der Seekrankheit identisch: Blässe, kalter Schweiß, erhöhte Speichelsekretion, Erschöpfung, Verlust der Motivation, Irritiertheit, mangelnde Konzentration, Schläfrigkeit, Unsicherheit, Übelkeit, Erbrechen. An dieser Auflistung ist leicht zu erkennen, dass diese Beschwerden im Weltraum Gefahren mit sich bringen. Sie werden in erster Linie durch plötzliche Kopfbewegungen provoziert, wobei die

Bewegungen nach vorne und hinten die stärkste Wirkung und seitliche und horizontale Bewegungen die geringste Wirkung haben. Dank der zentralen Kompensation verschwinden die Beschwerden nach drei bis sechs Tagen und erscheinen nach der Landung meistens wieder für ein paar Stunden oder Tage. Es ist interessant, dass sich die Kinetose nicht entwickelt, wenn die Astronauten die gesamte Mission in ihrem Sitz angeschnallt verbringen.

Es gibt zwei Theorien bezüglich des Entstehungsmechanismus der WK. Einerseits könnte der Konflikt zwischen den Informationen aus den Otolithenorganen und aus den Bogengängen die Beschwerden auslösen, da die Otolithen unter irdischen Bedingungen ständig in einer Richtung (der Schwerkraft entsprechend) stimuliert werden. Andererseits gibt es Daten dazu, dass vielleicht der Masseunterschied zwischen den utrikulären Otolithen auf beiden Seiten eine Rolle spielen kann. Hilbig und sein Team konnten zeigen, dass bei parabolischen Flügen die Neigung zur Kinetose in der Schwerelosigkeit umso größer ist, je größer der Masseunterschied zwischen den beiden Otolithen beider Seiten ist. Wissenschafter aus Los Angeles haben die Augenbewegungen während dieser Parabolflüge gemessen, als die Piloten einer Belastung zwischen 0 und 1,8 g ausgesetzt waren. Bei manchen ehemaligen Astronauten konnte während der Belastung eine stärkere Asymmetrie der rotatorischen Augenbewegungen nachgewiesen werden. Während anderer Parabolflüge haben manche Piloten bei stärkerer g-Beschleunigung über Doppelbilder berichtet. Diese weisen auch auf die mögliche Bedeutung einer Otolithenasymmetrie hin.

Mal-de-Débarquement-Syndrom – die sogenannte Landkrankheit

Es gibt Menschen, die auch dann noch unter den Symptomen einer Reisekrankheit leiden, wenn die Seereise oder der Flug bereits abgeschlossen ist, wenn sie wieder an Land sind. Der feste Boden unter den Füßen hört nicht auf zu schwanken. Schwindelgefühle, Übelkeit, Benommenheit, Kopfschmerzen, Abgeschlagenheit und andere Symptome – wie man sie auf See hat – halten auch nach dem Ende der Reise an und verschwinden auch nicht gleich wieder. Sie können sogar über Wochen oder gar Monate bestehen. Im medizinischen Alltag werden diese Beschwerden Mal-de-Débarquement-Syndrom genannt, man könnte es als Leiden nach der Ankunft (= Débarquement) übersetzen.

Es gibt berechtigte Hinweise, dass Menschen, die generell zu Kinetosen neigen, häufiger davon betroffen sind. Wenn jemand während der Reise sehr starkes Schwanken erlebt hat, dann ist diese Person ebenfalls anfällig für das Mal-de-Débarquement-Syndrom. Ebenso wie depressive Menschen und Migränepatienten. Und auch Frauen scheinen häufiger betroffen zu sein.

Warum treten diese Symptome auf? Experten vermuten, dass sich das Gehirn zu langsam oder zu spät an die „neuen" Bedingungen an Land gewöhnt. Es hatte sich ja davor erfolgreich durch die Bildung neuer Nervenzellen an die Bewegungen des Schiffes oder des Flugzeugs angepasst. Nach der Reise gelingt es dem Gehirn nur schwer, diese Anpassung, die an Land nicht mehr nötig ist, wieder zurückzunehmen. Es besteht sozusagen für die Nervenzellen kein zwingender Grund, sich wieder zurückzubilden. Dementsprechend existiert bis dato auch keine wirksame Therapie gegen die Landkrankheit. Außer: Geduld walten zu lassen, bis das Gehirn die Adaptation an die Bedingungen an Land geschafft hat.

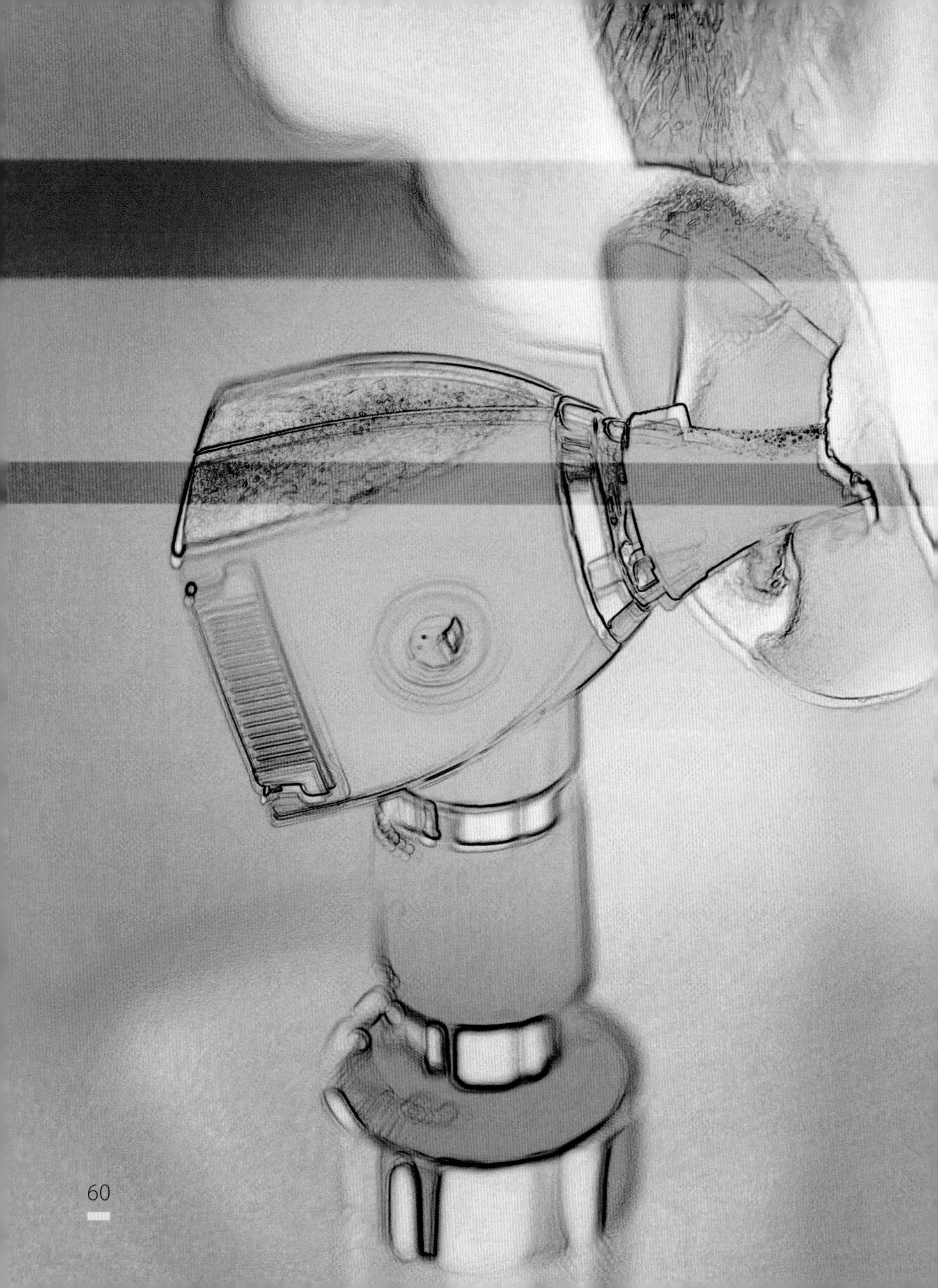

Schwindel bei Erkrankung des Felsenbeins

Akute Mittelohrentzündung
Chronische Mittelohrentzündung – Cholesteatom
Gürtelrose
Verletzungen des Schädels und der Halswirbelsäule
Bogengangsdehiszenzsyndrom
Perilymphfistel

Das Felsenbein, das auch als härtester Knochen im menschlichen Körper bekannt ist, ist ein Teil des Schläfenbeins und bildet den mittleren Anteil der Schädelbasis. In den natürlichen Hohlräumen des Felsenbeins – dem sogenannten knöchernen Labyrinth – befinden sich zwei Sinnesorgane, das Hörorgan und das periphere Gleichgewichtsorgan. Außerdem ziehen die großen Blutleiter des Gehirns, die Kopfschlagader, die große Kopfvene sowie der Gesichtsnerv, der Geschmacksnerv, der Hörnerv und der Gleichgewichtsnerv durch das Felsenbein hindurch. Im Felsenbein befindet sich weiters das Mittelohr mit der Paukenhöhle und dem Trommelfell, welches über die Ohrtrompete (Eustach'sche Röhre) mit dem Nasenrachen in Verbindung steht und für die ständige Luftzufuhr für das Mittelohr sorgt.

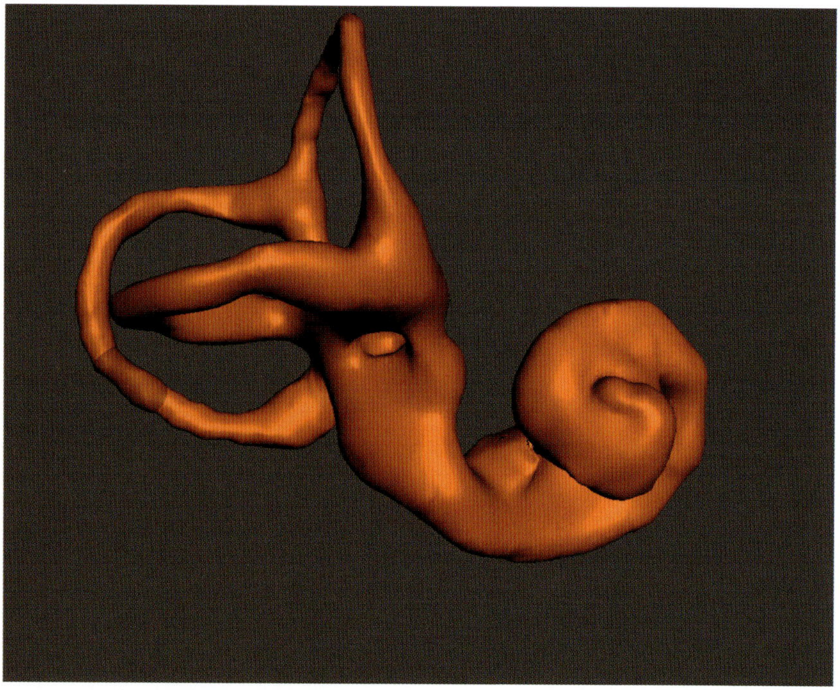

Das Felsenbein (Rekonstruktion nach einer CT)

Akute Mittelohrentzündung

Schwindel ist bei der akuten Mittelohrentzündung ein sehr seltenes Symptom. Er kann aber entstehen, wenn die Entzündungsprodukte durch die Membran des runden Fensters in das Innenohr eindringen. Damit wird der entzündliche Prozess vom Mittelohr auf das Innenohr übergeleitet und die Folge ist eine Entzündung des Innenohres, die auch Labyrinthitis genannt wird. Das Innenohr reagiert mit Funktionseinschränkung sowohl von Seiten des Hörorgans als auch des Gleichgewichtsorgans. Da bei der Mittelohrentzündung durch die gestörte Mittelohrmechanik praktisch immer eine Hörstörung besteht, kann eine durch eine Labyrinthitis hinzukommende Innenohrschwerhörigkeit oft nicht sofort wahrgenommen werden. Diese kann nur durch ein Tonaudiogramm festgestellt werden.

Die beiden obligaten Hauptsymptome der Mittelohrentzündung sind Hörstörung und Schmerzen. Das Auftreten von Schwindel sowie die Zunahme der bestehenden Hörstörung sind ein Hinweis auf eine Beteiligung des Innenohres. Es sollte hier umgehend eine ohrenärztliche Hilfe in Anspruch genommen werden.

Der Schwindel wird aber oft unmittelbar wahrgenommen. Dieser kann sich in kurz dauernden Reizungen des Gleichgewichtsorgans mit vorübergehendem leichten Schwindel bis hin zum vollständigen Ausfall des Gleichgewichtsorgans mit heftigem Drehschwindel äußern. Für die Diagnostik ist in diesen Fällen die Beobachtung der schnellen Augenbewegungen (Nystagmus) entscheidend. Bei einer vorübergehenden Reizung schlagen die Augenbewegungen in die Richtung des erkrankten Ohres, bei einem Ausfall in Richtung des gesunden Ohres.

Die Behandlung des Schwindels im Rahmen einer akuten Mittelohrentzündung ist stets medikamentös. Generell wird die Aufnahme an eine HNO-Abteilung empfohlen, da der Verlauf der Hörstörung und das Ausmaß der Schädigung von Hörorgan und Gleichgewichtsorgan dort besser überwacht werden können. Es werden Antibiotika und entzündungshemmende Medikamente verabreicht. Bei deutlicher Innenohrbeteiligung werden häufig zusätzlich Infusionen verabreicht, die über eine Optimierung der Sauerstoffversorgung der Sinneszellen eine Erholung dieser partiell geschädigten Zellen begünstigen. Gelegentlich wird auch eine Eröffnung des Trommelfells zur Entlastung des Mittelohres vorgenommen (Parazentese). Eine Operation des Ohres ist in diesen Fällen nicht erforderlich.

Chronische Mittelohrentzündung – Cholesteatom

Diese Erkrankung ist gekennzeichnet durch meist jahrelang bestehenden Ohrfluss und eine fortschreitende Hörverschlechterung. Dabei kann es durchaus auch längere Zeitabschnitte geben, in denen das Ohr völlig trocken und unproblematisch ist. Bei einem Cholesteatom ist es sogar möglich, dass der Patient nie Ohrfluss gehabt hat bzw. sich daran nicht erinnert. Das Hörvermögen ist während dieser Zeit dann meist stabil. Durch äußere Einwirkung – meist wenn Wasser beim Duschen, Haarewaschen oder Schwimmen in den Gehörgang gelangt – können akute entzündliche Erscheinungen mit stärkerer Sekretion und fortschreitender Hörverschlechterung ausgelöst werden. Schmerzen gehören – im Gegensatz zur akuten Mittelohrentzündung – nicht zum Erscheinungsbild dieser Erkrankung. Vielfach läuft die Erkrankung mit nur geringen oder gar keinen Symptomen ab, in diesen Fällen wird die Diagnose im Rahmen einer HNO-Untersuchung gestellt.

Menschen, die um ihre Erkrankung wissen, achten dann strikt darauf, dass kein Wasser in den Gehörgang gelangt. Meist werden auch verschiedene Hilfsmittel wie Stöpsel oder Ohrpassstücke beim Duschen oder Schwimmen verwendet.

Die Ursache dieser Erkrankung liegt vermutlich in einer gestörten Mittelohrbelüftung seit frühester Kindheit, die wiederum auf eine gestörte Funktion der Ohrtrompete zurückgeht. Dies hat einen chronischen Unterdruck in den Mittelohrräumen zur Folge. Dabei ist anzumerken, dass sich eine gestörte Mittelohrbelüftung bei sehr vielen Kindern findet und meist keine schwerwiegenden Funktionsstörungen verursacht. In wenigen

Fällen entwickelt sich allerdings daraus eine chronische Mittelohrentzündung, die eine absolut ernst zu nehmende und potenziell gefährliche Erkrankung darstellt. Warum diese gestörte Mittelohrbelüftung in vielen Fällen harmlos ist und warum sich in wenigen Fällen daraus eine chronische Mittelohrentzündung entwickelt, ist bis heute noch nicht geklärt. Man vermutet, dass eine genetische Disposition hier möglicherweise eine gewisse Rolle spielt.

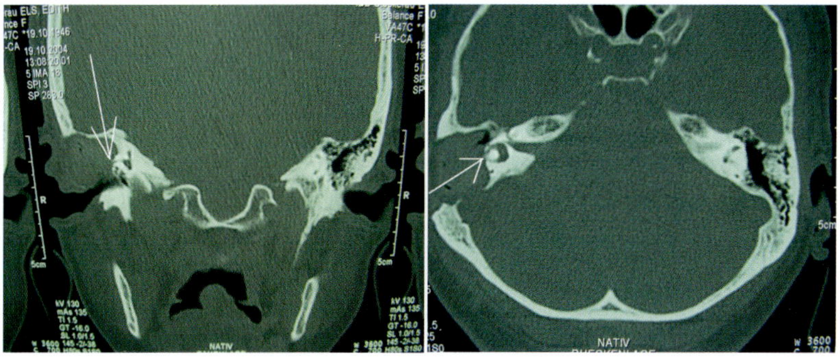

CT-Bild eines Cholesteatoms. Das Cholesteatom hat schon die knöcherne Wand des seitlichen, horizontalen Bogengangs zerstört und dadurch Schwindelbeschwerden verursacht.

Das Wesen des Cholesteatoms ist die Einsenkung von Anteilen des Trommelfells nach innen in die Räume des Mittelohres, was durch den chronischen Unterdruck begünstigt wird. Es bilden sich sackartige Gebilde, sogenannte Retraktionstaschen, die sich vom Trommelfell zunächst in die Paukenhöhle hinein entwickeln. Damit wird ein merkwürdiger – bis heute noch nicht restlos geklärter – pathologischer Prozess in Gang gesetzt. Die bedeckende oberste Hautschicht des Trommelfells, die normalerweise zum Schutz des Trommelfells vorhanden ist, ändert in der Tiefe des Mittelohres plötzlich ihr biologisches Verhalten und entfaltet hier gemeinsam mit Bakterien und entzündlichen Wucherungen eine gewebszerstörende Wirkung. Dabei werden sämtliche umgebenden Strukturen wie Muskeln, Nerven, Knochengewebe angegriffen und zerstört. Diese Retraktionstaschen

(Cholesteatomausläufer) füllen sich mit Hornschuppen, die von der äußersten Hautschicht abgestoßen werden und erscheinen in einem perlmutartigen Glanz. Daher stammt auch die Bezeichnung Perlgeschwulst.

Schwindel tritt beim Cholesteatom dann auf, wenn durch die Ausläufer dieser Erkrankung der umgebende Knochen des Innenohres, der Labyrinthblock, zerstört wurde und die Erkrankungsherde die empfindlichen Strukturen des Innenohres erreichen. Zunächst kann sich dies in gewissen Reizerscheinungen des Gleichgewichtsorgans manifestieren. Die betroffenen Personen merken eine gewisse Unsicherheit oder kurz anhaltenden Drehschwindel, der durch Druckschwankungen im Mittelohr ausgelöst wird. Sie berichten etwa, dass bei raschem Höhenwechsel (Bergbahnen, Flugzeug etc.) oder beim Schnäuzen kurze Schwindelsensationen ausgelöst werden. Wird die Erkrankung in diesem Stadium nicht behandelt, dann kann es jederzeit zu einer bakteriellen Infektion des Innenohres kommen, was einen sofortigen Funktionsverlust von Hör- und Gleichgewichtsorgan zur Folge hat. Dabei setzt ein heftiger Drehschwindel, begleitet von schwerstem Erbrechen, ein. Gleichzeitig kommt es meist auch zu einer vollständigen Ertaubung des erkrankten Ohres.

Die Behandlung des Cholesteatoms besteht in einer operativen Sanierung. Da sich die Erkrankung meist sehr langsam, oft über Jahre hinweg, entwickelt, hat man unter regelmäßigen ohrenärztlichen Kontrollen oft eine gewisse Zeit, den optimalen Zeitpunkt einer Operation zu planen. Auftreten von Schwindel bei Vorhandensein eines Cholesteatoms muss immer sehr ernst genommen werden und erfordert meist auch eine sofortige Operation.

Bei der Operation wird über einen Hautschnitt an der Rückseite des Ohres das Mittelohr eröffnet. Ziel der Operation ist, den gesamten Erkrankungsprozess, der im Felsenbein eingebettet ist, zu entfernen. Der Eingriff wird zur Gänze unter dem Operationsmikroskop durchgeführt, um die feinen Strukturen des Mittelohres, wie Gehörknöchelchen, Gesichtsnerv und auch das Innenohr sicher identifizieren zu können. Dabei wird mit rotierenden Fräsen der gesamte erkrankte Knochen abgetragen. Nach vollständiger Entfernung der Erkrankungsherde wird dann das Mittelohr rekonstruiert und in seiner ursprünglichen Anatomie weitgehend wiederhergestellt. Als Ersatz für das entfernte Gewebe wird meist körpereigenes Gewebe, wie Muskelhaut, Knorpelhaut und Knorpel, verwendet. Diese Gewebe sind an der Ohrmuschel und in der Umgebung des Ohres ausreichend vorhanden und eignen sich ausgezeichnet als Ersatz für die zerstörten Strukturen, da sie vom Körper gut angenommen werden. Zur Rekonstruktion zerstörter Gehörknöchelchen werden heute meist Implantate aus Titan verwendet. Diese haben neben der guten Gewebsverträglichkeit den Vorteil des geringen Gewichts. Verluste bei der Schallübertragung können dadurch minimiert werden. Es ist in vielen Fällen möglich, auch bei sehr fortgeschrittener Erkrankung, das Mittelohr wieder in seiner ursprünglichen Form aufzubauen und ein gutes Hörvermögen zu erhalten.

Ohrfluss, der über Wochen oder Monate besteht, verbunden mit allmählicher Hörverschlechterung, muss als Hinweis auf eine ernste Ohrerkrankung gewertet werden. Das Auftreten von Schwindel erfordert eine sofortige ohrenärztliche Abklärung.

Gürtelrose

Erreger dieser Erkrankung ist das Varicella-Zoster-Virus. Dieses kann oft jahrelang latent in den Nervenzellen (Ganglien) von Hautnerven liegen. Erst bei Schwächung der körpereigenen Abwehrmechanismen kann es zu einer Aktivierung des Virus und dadurch zum Ausbruch der Erkrankung kommen. Umstände, die zu einer allgemeinen Resistenzsenkung führen, wären etwa körperlicher oder psychischer Stress, chronische Erkrankungen, Diabetes mellitus, Antibiotikagabe, Chemotherapie etc. Häufig tritt dieses Krankheitsbild in den peripheren Nerven des Rumpfes auf. Die entzündliche Erkrankung dieser peripheren Nerven führt zu einem typischen, sehr schmerzhaften Hautausschlag mit Rötung und Bläschenbildung. Da sich die Hauterscheinungen von der Wirbelsäule gürtelförmig um den Rumpf ausbreiten, ist dieses Krankheitsbild unter der Bezeichnung Gürtelrose bekannt.

Eine besondere Verlaufsform dieser Erkrankung ergibt sich, wenn Nervenzellen im Mittelohr befallen werden. Es gibt nämlich auch im Mittelohr einen sensiblen Nervenzellknoten im Verlauf des Gesichtsnervs, der in der Tiefe des Felsenbeins eingebettet ist. Bei Befall dieses Ganglions tritt der typische Hautausschlag an der Innenseite der Ohrmuschel und im äußeren Gehörgang auf. Meist geht eine gewisse schmerzhafte Überempfindlichkeit der Ohrmuschel diesem Hautausschlag voraus. Diese besondere Verlaufsform wird als Herpes Zoster oticus bezeichnet.

Wegen der sehr engen räumlichen Beziehung zwischen dem befallenen Ganglion und dem Gleichgewichtsnerv kann es im Rahmen dieser Erkrankung zu einem Übertritt der Viren auf den Nerv und damit zu einer Entzündung des Gleichgewichtsnervs kommen. Die Folge ist dann eine einseitige periphere Funktionsstörung, die als Drehschwindel in Erscheinung tritt. Funktionsstörungen des Hörorgans und des Gesichtsnervs sind wegen der engen Lagebeziehung ebenfalls häufig zu erwarten. Dies äußert sich dann in einem einseitigen Hörverlust und einer Lähmung des Gesichtsnervs. Diese Lähmung ist daran zu erkennen, dass die betroffene Gesichtsseite schlaff herabhängt und nicht aktiv bewegt werden kann.

Die Behandlung dieser Erkrankung zielt einerseits auf eine Hemmung der Virusvermehrung mit sogenannten Virustatika ab. Andererseits werden Substanzen eingesetzt, die ein antientzündliches und abschwellendes Potential aufweisen, wie zum Beispiel Cortison. Günstig erweist sich auch die Verabreichung von Infusionen, die die Blutdurchströmung verbessern und die Sauerstoffnutzung der partiell gestörten Nerven- und Sinneszellen optimieren.

Entzündungen an der Innenseite der Ohrmuschel mit Bläschenbildung weisen auf einen Herpes Zoster oticus hin. Eine rechtzeitige Behandlung mit virustatischen Substanzen kann das Risiko des Eintretens von Komplikationen, wie Schwindel, Hörstörung und Gesichtsnervenlähmung, reduzieren.

Verletzungen des Schädels und der Halswirbelsäule

Bei Verletzungen des Kopfes und auch der Halswirbelsäule ist Schwindel in den verschiedensten Erscheinungsformen (Unsicherheit, Drehschwindel, Schwanken beim Gehen) ein sehr häufiges Symptom. Abhängig vom Ausmaß der Gewalteinwirkung und vom Ort der Verletzung können verschiedene Verletzungsmuster unterschieden werden.

➔ Erschütterung des Innenohrs

Es handelt sich bei diesem Verletzungsmuster um eine Funktionsstörung des Innenohres, die durch heftige Erschütterung des Kopfes ohne nachweisbare Brüche des Felsenbeins verursacht wird. Das Aufschlagen des Kopfes auf eine harte Unterlage oder kräftige Schläge gegen den Kopf können ausreichen, um diese Funktionsstörung auszulösen. Meist finden sich dann mikroskopisch kleine Blutungen im Innenohr, die dann in der weiteren Folge zu einer Degeneration der Sinneszellen führen. Untersuchungen haben auch gezeigt, dass die betroffenen Abschnitte des Labyrinths durch Narbengewebe ersetzt werden oder sogar verknöchern können.

Die Patienten berichten unmittelbar nach dem Schädeltrauma über eine Unsicherheit oder – in selteneren Fällen – über Drehschwindel. Diese Schwindelerscheinungen sind meist verbunden mit einer Hörminderung und einem Ohrgeräusch (Tinnitus). Dabei müssen die typischen Zeichen einer Gehirnerschütterung wie Bewusstseinsverlust oder Erinnerungslücken nicht unbedingt vorhanden sein.

Schwindelerscheinungen nach Schädeltraumen sind nicht immer Zeichen einer Gehirnerschütterung, sondern müssen – vor allem wenn sie gemeinsam mit einer Hörminderung auftreten – immer sorgfältig in Hinblick auf eine Innenohrfunktionsstörung abgeklärt werden.

Felsenbeinbrüche

Bei starker Krafteinwirkung auf den Schädel, wie diese bei schweren Auto- oder Motorradunfällen sowie beim Absturz aus großen Höhen eintritt, treten häufig Brüche des Schädelknochens auf. Dabei kann es direkt am Ort der Einwirkung zu Impressionen – pathologischen Eindellungen – des Schädeldachs kommen. Viel häufiger sind aber sogenannte Berstungsbrüche, bei denen die elastische Verformbarkeit des Schädels überschritten wird. Die Folge sind dann meist geradlinige Bruchlinien, die von der Schädeldecke in die Schädelbasis einstrahlen. Geht die Bruchlinie durch das Felsenbein hindurch, dann ist mit schwerwiegenden Funktionsstörungen des Hörorgans oder des Gleichgewichtsorgans zu rechnen. Die Art der Beschwerden richtet sich danach, welche Funktionssysteme verletzt werden.

Sehr häufig sind „Längsbrüche" des Schläfenbeins. Dabei finden sich oft Zerreißungen des Trommelfells und Brüche der Gehörknöchelchen. Dies macht sich als Blutaustritt aus dem Gehörgang und einer Schwerhörigkeit auf dem betroffenen Ohr bemerkbar. Schwindelerscheinungen kommen bei diesem Verletzungsmuster praktisch nicht vor. In vielen Fällen ist hier auch mit einer vollständigen Wiederherstellung des Hörvermögens zu rechnen, da die Verletzungen des Trommelfells meist von selbst ausheilen. Bei Brüchen oder Luxationen der Gehörknöchelchen bleibt eine Mittelohrschwerhörigkeit bestehen. Hier besteht die Möglichkeit, mit einem operativen Eingriff am Mittelohr die Gehörknöchelchenkette zu rekonstruieren und das ursprüngliche Hörvermögen wiederherzustellen. Die Prognose dieser „Längsbrüche" des Felsenbeins ist daher in Hinblick auf funktionelle Dauerfolgen als günstig anzusehen.

Bei den „Querbrüchen" des Felsenbeins zieht die Bruchlinie durch das Innenohr und verursacht hier eine Zerreißung der sehr empfindlichen Membranstukturen von Hör- und Gleichgewichtsorgan. Die Folge ist eine irreversible Zerstörung dieser Organsysteme. Die Patienten erleben einen heftigen Drehschwindel, verbunden mit schwerster Übelkeit und mehrmaligem Erbrechen. Gleichzeitig wird auch eine vollständige Ertaubung des betroffenen Ohrs angegeben. Der Drehschwindel hält einige Tage an, und erst wenn sich das Gleichgewichtszentrum im Gehirn an den Zustand des einseitigen Funktionsausfalls „gewöhnt" hat, klingen die Schwindelerscheinungen allmählich ab (= zentrale Kompensation). Nach einem Zeitraum von etwa sechs Wochen ist diese zentrale Kompensation meist vollständig abgeschlossen, dann sind üblicherweise auch keine Schwindelerscheinungen mehr vorhanden. In einem bestimmten Prozentsatz allerdings (etwa 20 Prozent) kann dieser einseitige Ausfall des peripheren Gleichgewichtsorgans nicht vollständig kompensiert werden. Der heftige Drehschwindel klingt zwar auch in diesen Fällen ab, geht aber dann in einen ständig vorhandenen Dauerschwindel über. Dieser wird dann eher als Unsicherheit beim Gehen erlebt.

Schädelbasisbrüche im Bereich des Felsenbeins gehen oft mit schwerwiegenden Funktionsstörungen des Hör- und Gleichgewichtsorgans einher. Ein Blutaustritt aus dem Ohr nach einer Schädelverletzung kann ein Hinweis auf einen Felsenbeinbruch darstellen und erfordert stets eine exakte ohrenärztliche Abklärung.

Bogengangsdehiszenzsyndrom

Es handelt sich hierbei um ein sehr interessantes Krankheitsbild, das erst vor einigen Jahren von amerikanischen Wissenschaftern entdeckt wurde. Seit der Erstbeschreibung im Jahr 1999 gibt es mittlerweile mehrere wissenschaftliche Berichte und Veröffentlichungen. Es hat den Anschein, dass dieses Krankheitsbild offenbar nicht so selten auftritt wie ursprünglich vermutet.

Zum Verständnis dieses Krankheitsbildes ist es notwendig, sich den Aufbau des Gleichgewichtsorgans noch einmal in Erinnerung zu rufen. Das Innenohr ist ja bekanntlich ringsum von sehr kompakten Knochen des Felsenbeins umgeben und steht nur über zwei Öffnungen, dem runden und dem ovalen Fenster, mit dem Mittelohr in Verbindung. Beim Bogengangsdehiszenz-Syndrom fehlt die knöcherne Bedeckung des vorderen Bogengangs, so dass hier der vordere Bogengang direkt mit der Hirnhaut in Verbindung steht. Das Innenohr öffnet sich daher über ein sogenanntes „drittes Fenster" zur mittleren Schädelgrube.

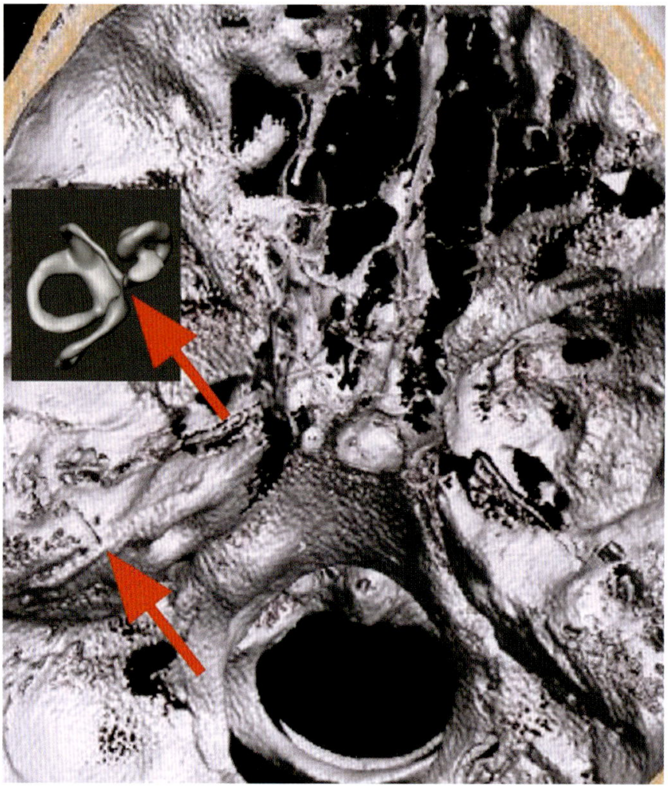

Dreidimensionale Rekonstruktion der Schädelbasis bei Bogengangsdehiszenz des linken oberen Bogengangs. Die Pfeile zeigen auf den oberen Bogengang.

Wenn nun beim Hörvorgang die Schwingungen des Trommelfells über den Steigbügel auf die Innenohrflüssigkeit übertragen werden, dann führt dies nicht nur zu den regulären Flüssigkeitsströmungen vom ovalen zum runden Fenster, sondern es werden auch sogenannte pathologische Strömungen vom ovalen Fenster zum „dritten Fenster" hin ausgelöst. Dies hat einerseits zur Folge, dass ein Teil der Schallenergie über dieses Fenster entweicht und dadurch nicht für die Auslenkung der Sinneshärchen in der Hörschnecke zur Verfügung steht. Andererseits kommt es durch die pathologischen Strömungen zu einer Aktivierung des Gleichgewichtsorgans.

Die Symptome dieses Krankheitsbildes sind nun leicht verständlich, wenn man sich diesen Entstehungsmechanismus in Erinnerung ruft. Da die Schallenergie zum Teil „verpufft", leiden die Patienten einerseits an einer Schwerhörigkeit. Da die Innenohrleistung bei diesem Krankheitsbild völlig normal ist und nur die Mittelohrleistung scheinbar herabgesetzt ist („Scheinmittelohrschwerhörigkeit"), wird hier eine Mittelohrerkrankung gewissermaßen vorgetäuscht. Problematisch kann dies werden, wenn ein Ohrchirurg in Unkenntnis dieses Krankheitsbildes einen Mittelohreingriff zur Gehörverbesserung durchführt. Natürlich kann in diesem Fall das Hörvermögen durch eine Operation nicht verbessert werden. Amerikanische Autoren konnten durch nachträgliche Auswertung von Daten zeigen, dass zahlreiche Patienten wegen Verdachts auf Otosklerose (Verknöcherung der Gehörknöchelchen) erfolglos operiert wurden, als dieses Syndrom noch nicht allgemein bekannt war.

Neben dieser „Scheinmittelohrschwerhörigkeit" geben die Patienten auch oft an, dass sie die Geräusche ihres eigenen Körpers (z.B. Herzschlag, Kaubewegungen etc.) abnorm laut hören. Dieses als Autophonie bezeichnete Symptom erklärt sich ebenfalls durch die Anwesenheit des „dritten Fensters", da das Innenohr gegenüber Knochenschall besonders empfindlich wird. Manchmal geben Patienten an, dass sie über die Knochenleitung Umgebungsgeräusche besser wahrnehmen können, wenn sie etwa ihre Ferse am Boden aufsetzen und gewissermaßen über ihre Ferse hören.

Andererseits leiden diese Patienten auch oft unter Schwindelerscheinungen. Dabei handelt es sich um kurze Drehschwindelanfälle, die sowohl durch Druckveränderungen im Mittelohr als auch durch laute Töne ausgelöst werden. So kommt es vor, dass beim Bücken, Pressen, Niesen, aber auch durch Schreien Schwindelanfälle provoziert werden können. Meist sind dann auch die typischen schnellen Augenbewegungen (Nystagmus) in vertikaler Richtung oder rotatorisch zu erkennen. Infolge dieser schnellen Augenbewegungen geben die Patienten auch oft ein unscharfes Sehen (Verrutschen des Blickfeldes = Oszillopsie) an.

Fallbeispiel: Während einer Flugreise – beim Landeanflug – verschlägt es einem Mann, 53, ein Ohr. Anstatt jedoch nach kurzer Zeit wieder abzuklingen, hält diese Beeinträchtigung an, schlimmer noch: Nach zwei Wochen kommen noch Schwindel und die Wahrnehmung eines Echos dazu. Der Betroffene hört sich selbst verhallt sprechen – eine äußerst unangenehme und lästige Beeinträchtigung, wenn man bedenkt, dass er als Geschäftsführer eines Unternehmens mit 70 Mitarbeitern sehr viel sprechen muss. Auch seine Schritte sowie andere Körpergeräusche wie Schnäuzen nimmt er verhallt wahr. Beim Bücken, bei Anstrengungen sowie beim Überwinden von Höhenunterschieden (z.B. bei Bergfahrten mit dem Auto) verschlimmert sich außerdem der Drehschwindel. Er kontaktiert mehrere Ärzte – Allgemeinmediziner, HNO-Ärzte, Neurologen – und konsumiert sehr viele (auch komplementärmedizinische) Behandlungsmöglichkeiten. Ohne bleibenden Erfolg, was ihm vor allem psychisch immer mehr zusetzt, so stark, dass ihm eines Tages von einem Neurologen ein Burn-out-Syndrom attestiert wird. Es folgt eine sechswöchige Rehabilitation, die etwas Erleichterung bringt – denn: „Dort herrschte eine ruhige Atmosphäre. Ich musste nicht viel sprechen. Als ich aber wieder in den Job zurückkehrte, waren die früheren Symptome wieder da." Bei einer CT-Untersuchung stellte sich dann das überaus seltene Dehiszenzsyndrom des vorderen Bogengangs als Verursacher heraus. Der Patient war sehr erleichtert, als endlich eine exakte Diagnose gestellt wurde und er erstmals den Grund seiner Beschwerden verstand. Er nimmt sich vor, ohne eine riskante operative Behandlung sein Leben zu ändern. Er macht sich als Unternehmensberater selbständig, arbeitet viel weniger als früher und genießt statt dessen viel mehr als sonst seine Freizeit.

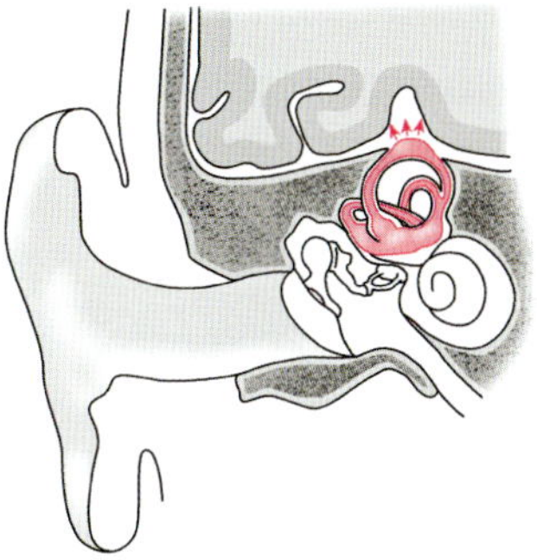

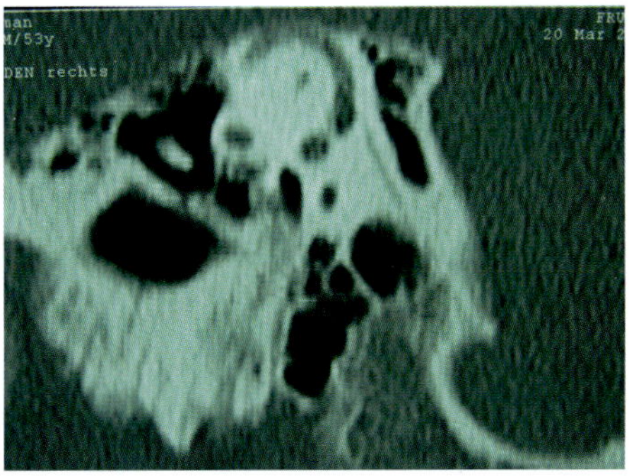

Bogengangsdehiszenzsyndrom

➔ Diagnose

Wenn sich aus den geschilderten Beschwerden der Hinweis auf ein Dehiszenzsyndrom ergibt, dann sind unbedingt weitere Untersuchungen zur Sicherung der Diagnose durchzuführen. Sehr gut dazu geeignet erscheinen die vestibulär evozierten myogenen Potentiale (VEMPs, siehe auch Seite 42). Hier kann zuverlässig die „Scheinmittelohrschwerhörigkeit" nachgewiesen werden. Während bei einer echten Mittelohrschwerhörigkeit die VEMPs ausgelöscht werden, sind sie im Falle des Dehiszenzsyndroms sogar verstärkt vorhanden. Auch durch den Nachweis von Muskelreflexen des Mittelohres kann sich der Verdacht auf das Vorliegen dieser Erkrankung ergeben. Der endgültige Nachweis erfolgt über eine Computertomographie, wobei unter sehr hoher Auflösung und bei bestimmter Schichtführung die fehlende knöcherne Bedeckung des vorderen Bogengangs dargestellt wird.

Schwindel, der durch laute Töne oder durch Niesen und Pressen ausgelöst wird, kann ein Hinweis auf ein Dehiszenzsyndrom sein. Der Nachweis ist mittels Computertomographie möglich. Vor jedem gehörverbessernden Ohreingriff sollte dieses Krankheitsbild zuverlässig ausgeschlossen werden.

Perilymphfistel

Die Innenohrräume enthalten eine Flüssigkeit, die Perilymphe, und sind unter normalen Bedingungen vollständig zu den lufthaltigen Räumen des Mittelohrs abgeschlossen. Auch die beiden Fenster des Innenohrs, das ovale Fenster, das die Fußplatte des Steigbügels aufnimmt, und das runde Fenster, das durch eine Membran verschlossen ist, gestatten üblicherweise keinen Übertritt von Flüssigkeit vom Innenohr in das Mittelohr. Bei der Perilymphfistel besteht nun eine abnorme Verbindung zwischen Innen- und Mittelohr, wobei es dann zum Austritt von Perilymphe kommt. Da durch diesen ständigen Flüssigkeitsverlust das innere Gleichgewicht des Innenohres empfindlich gestört wird, treten Innenohrsymptome, wie Hörstörung und Schwindel auf.

Es gibt nun mehrere Entstehungsmöglichkeiten von Perilymphfisteln: Einerseits kann bei Luxationen des Steigbügels oder Verletzungen der Steigbügelfußplatte eine Fistel im Bereich des ovalen Fensters auftreten. Diese entsteht beispielsweise durch direkte Gewalteinwirkung mit spitzen und langen Gegenständen über den Gehörgang, wenn durch eine abrupte und unwillkürliche Bewegung das Trommelfell durchstoßen und die Gehörknöchelchen gebrochen werden. Obwohl dies unwahrscheinlich klingt, treten solche Situationen immer wieder auf, wenn man etwa bei der Reinigung des Gehörgangs mit Wattestäbchen, Büroklammern oder Stricknadeln etwa in der Dusche ausrutscht oder von einem Kind unbeabsichtigt gestoßen wird. Häufig sind derartige Verletzungen auch bei Waldarbeitern oder beim Pilzesuchen, wenn kleine Äste tief in den Gehörgang eindringen. Auch nach bestimmten Ohroperationen können Öffnungen im Bereich des ovalen Fensters bestehen bleiben. Bei der Operation der Otosklerose etwa wird die Steigbügelfußplatte mit einem Laser eröffnet und anstelle des Steigbügels ein Implantat aus Titan zur Schallübertragung eingesetzt. Nach Einsetzen dieses Implantats wird die verbleibende Restöffnung in der Fußplatte mit kleinen Gewebsstückchen wieder sorgfältig abgedichtet. Wenn hier diese Abdichtung unvollständig erfolgt, kann es zu einem dauerhaften Austritt von Perilymphe kommen, was wiederkehrende Schwindelerscheinungen zur Folge hat.

Perilymphfisteln können auch durch Risse in der Runden-Fenster-Membran entstehen. Es wurde in der medizinischen Fachliteratur lange Zeit darüber diskutiert, unter welchen Bedingungen diese Risse entstehen. Man hat übereinstimmend die Auffassung vertreten, dass Druckveränderungen nur bei einer gewissen strukturellen Schwäche oder Vorschädigung der Runden-Fenster-Membran dazu in der Lage sind. Diese Druckveränderungen treten entweder bei Zunahme des Schädelinnendrucks oder bei Veränderungen des Mittelohrdrucks auf. Diese kommen etwa bei Veränderungen des Umgebungsdrucks, z.B. bei raschem Höhenwechsel im Flugzeug oder beim Tauchen (Barotrauma) vor.

➔ Symptome

Patienten mit Perilymphfisteln klagen meist über kurz dauernde Drehschwindelanfälle, häufig auch über Unsicherheit. Die audiologischen Symptome äußern sich meist in einem fluktuierenden Hörvermögen verbunden mit einem Tinnitus. Oft tritt dieses Krankheitsbild ähnlich einem Hörsturz mit plötzlich auftretender einseitiger Schwerhörigkeit in Erscheinung. Manchmal besteht auch ein auslösendes Ereignis, wie zum Beispiel ein Tauchgang, eine Flugreise oder starke körperliche Anstrengung. Manche Patienten geben an, dass sie ein Gefühl haben, „als sei Wasser im Ohr“.

➔ Diagnostik

Der Nachweis einer Perilymphfistel ist äußerst schwierig. Es gibt eigentlich kein Verfahren, mit dem die Fistel eindeutig verifiziert werden kann. Entscheidend ist daher eher der Ausschluss von anderen Krankheiten, die ebenfalls mit Drehschwindel einhergehen, wie zum Beispiel eine Menièresche Erkrankung oder eine Migräne.

Therapie

Da die Diagnostik so unsicher ist, erscheint es auch schwierig, eindeutige Therapiestrategien zu erstellen. Wenn sich aufgrund des Beschwerdebilds der Hinweis auf eine spontane Perilymphfistel ergibt, dann wird heute überwiegend ein abwartendes Verhalten empfohlen, da man weiß, dass sich diese Fisteln oft auch spontan wieder verschließen. Unterstützend wird Bettruhe für drei bis sieben Tage, Liegen mit leicht angehobenem Oberkörper, Vermeiden von Anstrengung und Pressen empfohlen. Wenn trotz dieser Maßnahmen innerhalb von vier Wochen keine eindeutige Besserung erzielt wird, dann kann die operative Abdeckung der Fistel in Erwägung gezogen werden.

Drehschwindelanfälle, Hörstörung und Tinnitus nach einem Barotrauma oder nach Mittelohreingriffen sollten an eine Perilymphfistel denken lassen.

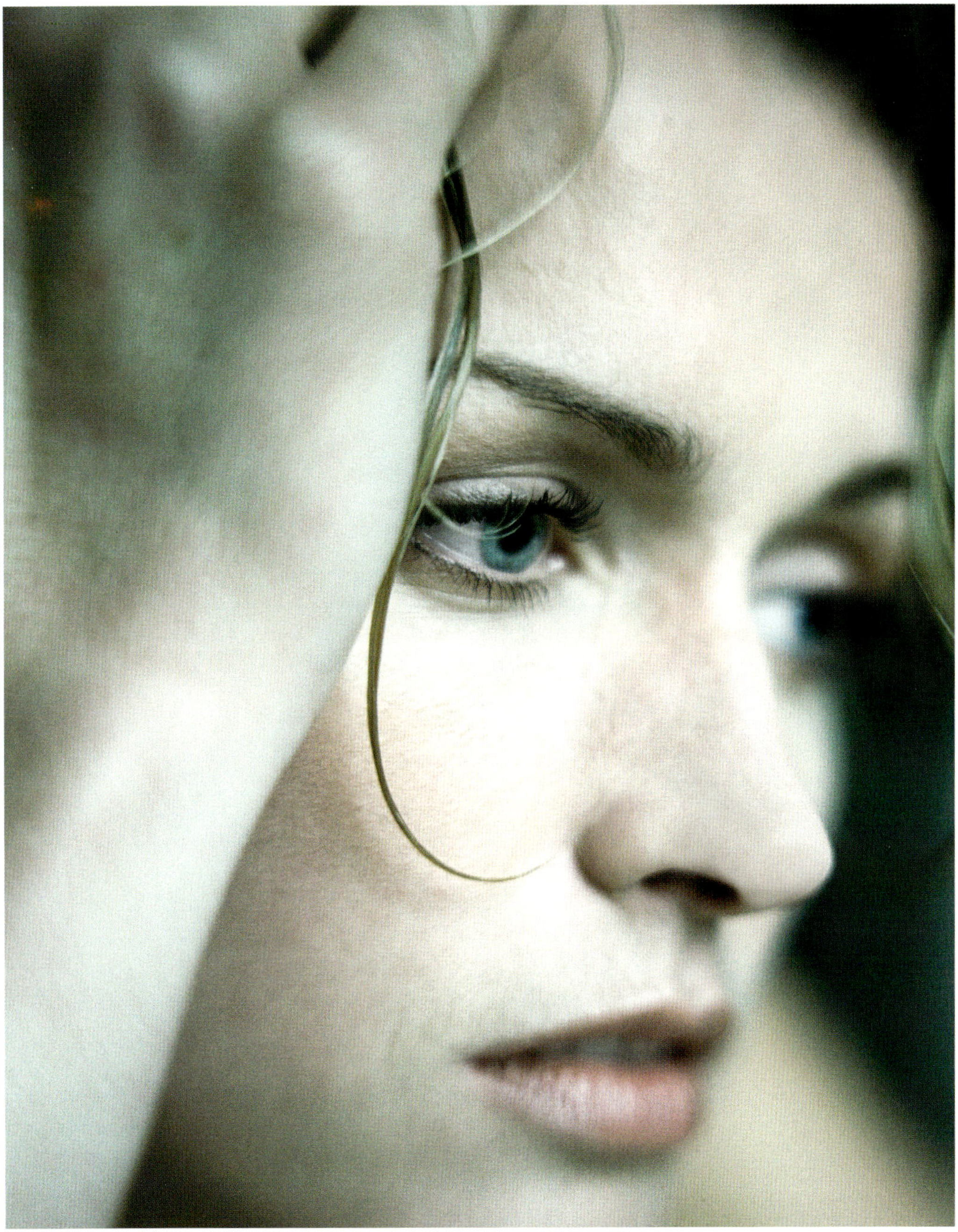

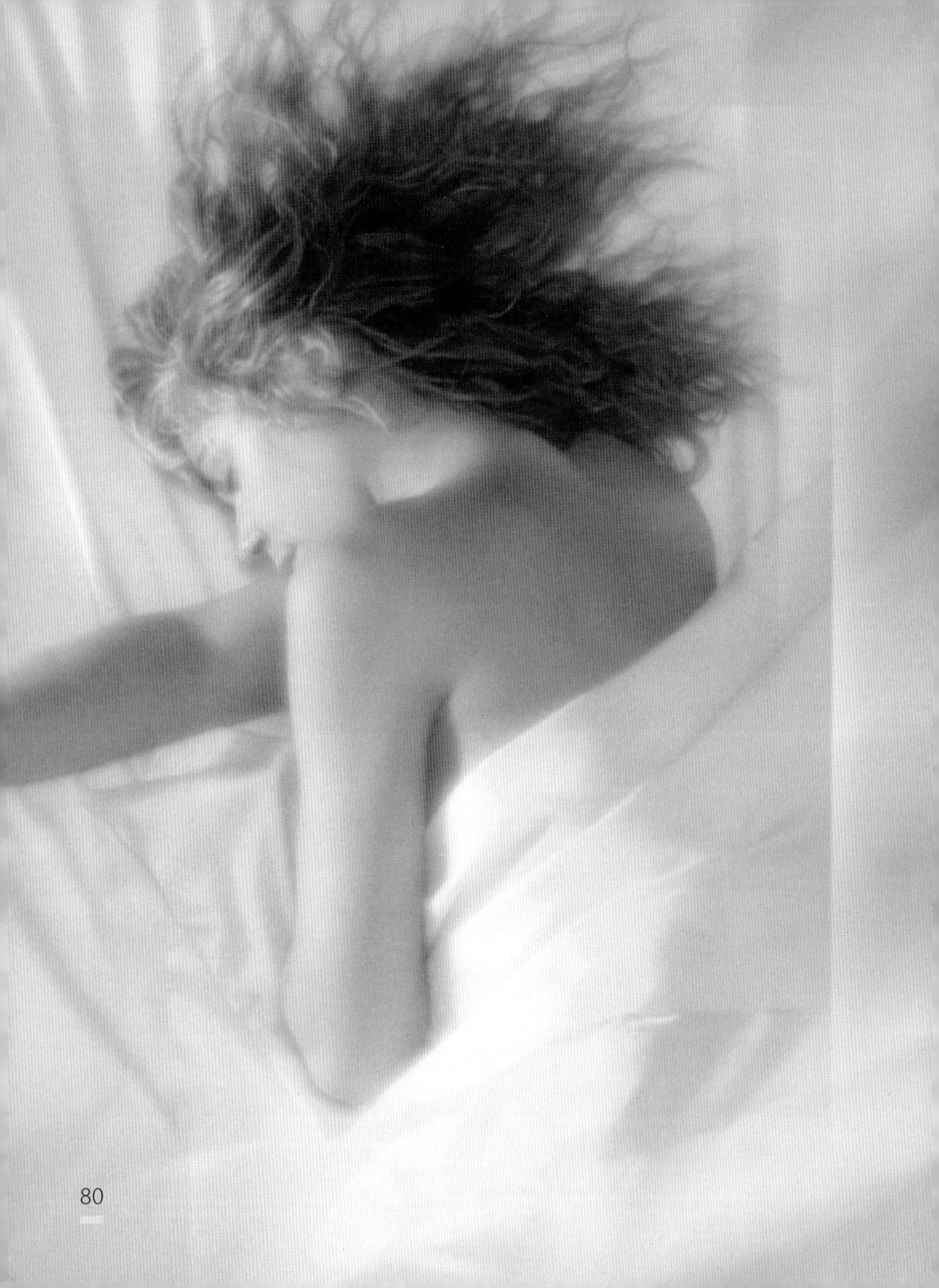

Störungen in den Gleichgewichtsorganen

Der gutartige Lagerungsschwindel

Morbus Menière

Neuronitis vestibularis

Die in diesem Kapitel beschriebenen Erkrankungen stellen die mit Abstand häufigsten Ursachen von Gleichgewichtskrankheiten dar. Sie werden als **periphere** Krankheiten bezeichnet, weil die Beschwerden durch eine Störung in den beiden Gleichgewichtsorganen des Innenohrs verursacht werden (im Gegensatz zu den **zentralen** Krankheitsbildern, die meistens vom Kleinhirn ausgehen). Die peripheren Gleichgewichtskrankheiten zeichnen sich auch dadurch aus, dass die verschiedenen Krankheitsbilder sehr gut diagnostiziert und therapiert werden können. Bei einem Teil der Patienten tritt bereits unmittelbar nach der Therapie völlige Beschwerdefreiheit ein.

Der gutartige Lagerungsschwindel

„Auf der rechten Seite kann ich nicht liegen, denn in dieser Position dreht sich alles!" Oder: „Wenn ich mich nachts im Bett umdrehe, dann wird mir total schwindlig!" – So oder so ähnlich klingen die Symptome, die Patienten mit gutartigem Lagerungsschwindel – in der Fachsprache benigner paroxysmaler Vertigo (BPV) genannt – schildern. Er gehört zu den häufigsten peripheren Störungen. Charakteristisch sind kurze Drehschwindelattacken von nur einigen Sekunden nach Änderung der Lage, etwa im Liegen. Die Beschwerden können aber auch nach kurzem heftigen Beginn, welcher einige Stunden oder ein bis zwei Tage dauert, etwas langsamer abklingen, etwa in der Form, dass sich in der Früh beim Aufsetzen im Bett plötzlich Drehschwindel einstellt, der erst im Laufe des Tages allmählich abklingt. In diesen Fällen erzählen die Patienten, dass sie längere Zeit benötigen, bis die Unsicherheit nachlässt und sie ihren Alltagsaktivitäten nachgehen können. Zwischen den Anfällen sind die Patienten in der Regel beschwerdefrei.

Fallbeispiel: Eine 66-jährige Frau will eines Morgens aufstehen, doch ein starker Drehschwindel macht ihr dies unmöglich. Alles dreht sich, dazu gesellt sich massive Übelkeit, sie hat Schweiß auf der Stirn – kurz: Sie fühlt sich ziemlich elend und krank. Unwillkürlich muss sie an ihre Schwester denken, die drei Jahre davor einen Schlaganfall erlitten hatte. Doch ihr Hausarzt, der sie seit vielen Jahren kennt, kann die Patientin beruhigen. Er hegt vielmehr den Verdacht auf eine Schwindelkrankheit und überweist sie ins Krankenhaus zu einer ambulanten Untersuchung. Bis zum Untersuchungstermin erlebt die Patientin immer wieder eine leichte Besserung der Beschwerden, doch eine gewisse Unsicherheit bleibt bestehen. In der Klinik macht der Arzt nach einer ausführlichen Anamnese zwei bestimmte Lagerungsmanöver im Abstand von einer halben Stunde. Während sie vom Arzt im Sitzen und Liegen gedreht und gewendet wird, ist ihr sehr schwindlig und übel, doch nach kurzer Zeit bessern sich die Beschwerden. Sie muss dann zu Hause noch zwei Wochen lang gewisse Übungen durchführen, bei bestimmten Kopfbewegungen tritt noch leichter Schwindel auf. Die Beschwerden bessern sich allmählich.

➜ Ursachen

Um die Ursachen des gutartigen Lagerungsschwindels zu verstehen, müssen wir uns noch einmal den Aufbau und die Funktion der Gleichgewichtsorgane im Innenohr in Erinnerung rufen (siehe Seite 20). Sie beinhalten die Messinstrumente für bestimmte Bewegungen, und zwar die drei Bogengänge für die Drehbewegungen des Kopfes und die sogenannten Otolithenorgane für die lineare, geradlinige Beschleunigung. Letztere spielen für das Entstehen des gutartigen Lagerungsschwindels eine zentrale Rolle, wenn sich die Otolithen, also die kleinen Ohrsteinchen bzw. Kristalle, die in eine gelartige Masse eingebettet sind, aus ihrer Verankerung ablösen und in die Bogengänge gespült werden. Sie sorgen dann dort für erhebliche Verwirrung und bewirken durch Auslenkung der Haarzellen eine Aktivierung des betroffenen Gleichgewichtsorgans. Dies wird als Drehschwindel empfunden.

Wie erfolgt nun die Aktivierung des Gleichgewichtsorgans durch diese Teilchen genau? Wenn wir uns aus der sitzenden Position hinlegen, bewegt sich die Flüssigkeit in dem Bogengang, welcher sich in der Ebene der Kopfdrehung befindet. Über diese Drehung wird das Gehirn auch im Normalfall durch die Flüssigkeitsbewegung und die dadurch verbogenen Sinneszellen informiert. Beim Lagerungsschwindel geschieht gleich nach dem Lagewechsel folgendes: Die im Bogengang frei schwebenden Kristalle sinken nach Beendigung der Bewegung langsam hinunter und verursachen dadurch eine abnormale Flüssigkeitsbewegung. Deswegen erhält das Gehirn die Information: Der Kopf dreht sich, obwohl sich der Körper bereits in Ruhelage befindet. Dieses Gefühl nehmen die Patienten als Schwindel wahr und es entsteht eine regelrechte „Seekrankheit" mit so unangenehmen Beschwerden wie Übelkeit und Schwitzen oder auch Erbrechen. Manche Patienten haben jährlich mehrere Anfälle, laut neuesten Statistiken kommen die Beschwerden bei 50 Prozent der Patienten zumindest einmal innerhalb von fünf Jahren nach dem ersten Schwindelanfall zurück.

Auslöser

Die Steinchen lösen sich zum Beispiel nach Schädelverletzungen oder Ohroperationen von den Otolithenorganen ab. Die Loslösung kann aber auch ohne erkennbaren Grund – die Fachsprache nennt dieses Phänomen idiopathisch – geschehen. In diesem Fall kristallisiert sich wahrscheinlich ein lockeres Netzwerk von Kalziumkarbonat spontan in den Bogengängen aus der Flüssigkeit des Innenohres heraus. Allerdings wurden bei den idiopathischen Krankheitsformen interessante mögliche Zusammenhänge mit anderen Krankheiten entdeckt: So haben neuere Forschungen gezeigt, dass bei Migränepatienten dreimal so häufig die Ohrsteinchen freigesetzt werden als in der Gruppe der Patienten mit Schädelverletzungen oder Operationen. Offenbar kann die im Rahmen der Migräne auftretende

Gefäßverengung zu Degenerationen im Innenohr führen und Ohrsteinchen freisetzen.

In der Akutphase wird das Gleichgewichtsorgan wahrscheinlich regelrecht durch die Ablagerungen überschwemmt und diese sind im betroffenen Gleichgewichtsorgan zunächst in allen drei Bogengängen vorhanden. Bewegt sich der Patient trotz seines Schwindelgefühls, dann löst sich ein Großteil der Kristalle wieder auf. Legt er sich hin und richtet sich wieder auf, dann schwimmen die verbliebenen Ablagerungen aus dem vorderen Bogengang heraus. Dreht er sich seitlich, dann verschwinden die Teilchen aus dem seitlichen Bogengang. Jedoch im hinteren Bogengang bleiben sie lange erhalten, da dieser Bogengang so liegt, dass die alltäglichen Bewegungen den Ablagerungen keine Möglichkeit bieten, sich von dort herauszubewegen. Das ist auch der Grund, warum zumeist der hintere Bogengang bei diesem Krankheitsbild betroffen ist.

→ Osteoporose erhöht das Risiko

Auch bei Frauen über 50, die an Osteoporose leiden, können gehäuft freigesetzte Otolithen nachgewiesen werden. Man nimmt an, dass die hormonellen Veränderungen bzw. die verminderte Östrogenproduktion, die letztlich auch zur Osteoporose führt, die Verankerung der Ohrsteinchen schädigen und somit destabilisieren können. Dadurch wird das Loslösen der Steinchen begünstigt. Andererseits könnten die hormonellen Veränderungen auch dazu beitragen, dass die Kalziumkonzentration in der Endolymphe, der Flüssigkeit in den Bogengängen, erhöht ist. Das wiederum trägt unter Umständen dazu bei, dass sich die frei schwebenden Otolithen schwerer von selbst auflösen können.

Wie auch immer: Schwimmen die Teilchen einmal in der Endolymphe der Bogengänge, dann sinken sie der Schwerkraft entsprechend nach unten bis zum tiefsten Punkt des Bogenganges und bewirken die Reizung der Sinneszellen.

Diagnose

Der gutartige Lagerungsschwindel kann ohne großen Aufwand diagnostiziert werden. Im Grunde genügen einfache Manöver, mit deren Hilfe die Lage des Patienten verändert wird. Dabei müssen seine Augen beobachtet werden, weil die Achsen der Bogengänge, welche die Beschwerden auslösen, mit den Achsen der Augenbewegungen (Nystagmus) übereinstimmen. Anders gesagt: Aus der Achse des Nystagmus lässt sich der Bogengang identifizieren, in dem die Ohrsteinchen für Irritationen sorgen.

Ein Beispiel für ein diagnostisches Manöver: Der Kopf des Patienten wird um 45 Grad auf eine Seite gedreht und dann über die Bettkante in Kopfhängelage gebracht (das sogenannte Dix-Hallpike-Manöver). Oder der Kopf des Patienten wird um 45 Grad auf eine Seite gedreht und dann wird der Patient seitwärts auf die Schulter der anderen Seite umgelegt (Manöver nach Brandt, ist platzsparender durchführbar). Mit einer Verzögerung von zwei bis fünf Sekunden folgen die entsprechenden Augenbewegungen, die dann bis zu 35 Sekunden lang andauern. Sie bieten den entscheidenden Hinweis auf den betroffenen Bogengang.

Therapie

Ist durch ein bestimmtes Lagerungsmanöver der betroffene Bogengang mit den steinigen Inhalten ausgemacht worden, so können die Steinchen wiederum durch ein spezielles Lagerungsmanöver aus dem Bogengang bis zur Mündung des Kanals in den Utriculus hinausgespült werden. Wenn man die Lage der Bogengänge bedenkt, erkennt man, dass die Steinchen aus den Bogengängen am besten mit einer langsamen Lagerung wie bei einem Purzelbaum herausbewegt werden können:

aus dem vorderen Bogengang > Purzelbaum nach vorne,
aus dem hinteren Bogengang > Purzelbaum nach hinten,
aus dem seitlichen – horizontal liegenden – Bogengang > seitliches Rollen (wie die Kinder auf der Wiese oder Grillhühnchen am Spieß) in die Richtung des gesunden Bogengangs.

Allerdings kann kaum ein Arzt mit einem Patienten einen Purzelbaum durchführen. Professor Halmagyi und seine Mitarbeiter der Universitätsklinik für Neurologie in Sydney haben das Problem folgendermaßen gelöst: Sie haben ein Gerät gebaut, mit dem der Patient angeschnallt in jede Richtung gedreht werden kann. Sie haben bewiesen, dass die Ganzkörperdrehung der Patienten in der richtigen Ebene die Beschwerden lösen kann.

Im Alltag brauchen wir aber solche Geräte nicht. Professor Epley hat in den USA einen Bewegungsablauf ausgearbeitet, mit welchem ein Purzelbaum in zwei Phasen, ohne vollständige Drehung, an einem Bett bequem durchgeführt werden kann (das sogenannte Befreiungsmanöver nach Epley).

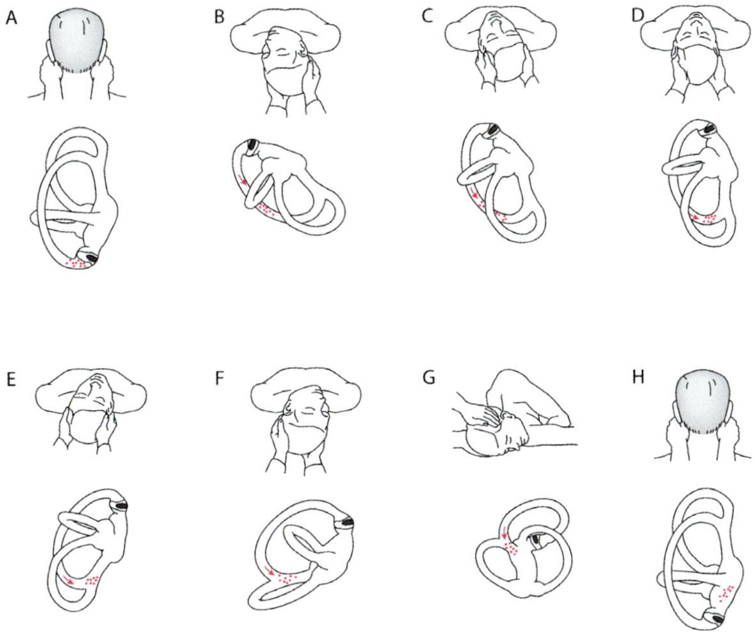

Das Epley-Manöver mit Ablagerungen im linken hinteren Bogengang. Das Manöver fängt mit einer linkseitigen Kopfhängelage an.

Man „dreht und wendet" den Patienten, damit die Steinchen aus dem Bogengang gespült werden. Danach haben die Patienten oft noch einen kurzen, starken Schwindelanfall, häufig begleitet von Erbrechen, dann sind sie in der Regel jedoch völlig beschwerdefrei.

Manchmal kommt es allerdings vor, dass durch dieses Manöver die Teilchen in einen anderen Bogengang gelangen. In solchen Fällen müssen die Steinchen wiederum durch bestimmte Bewegungsabläufe entfernt werden.

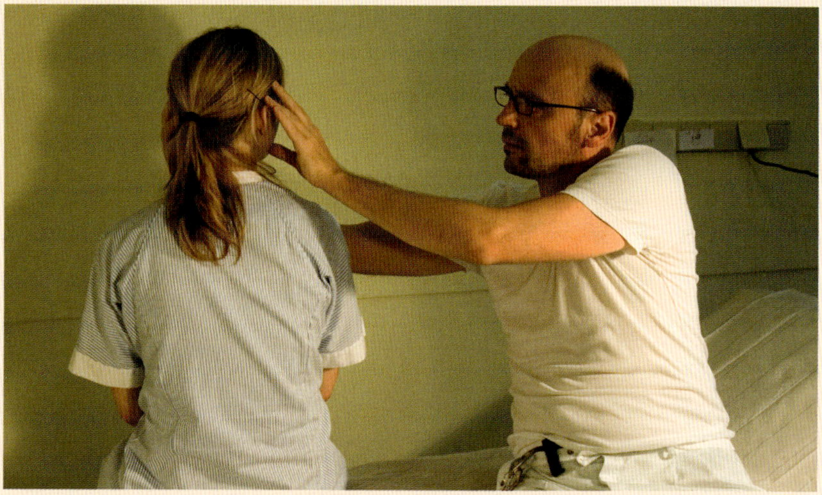

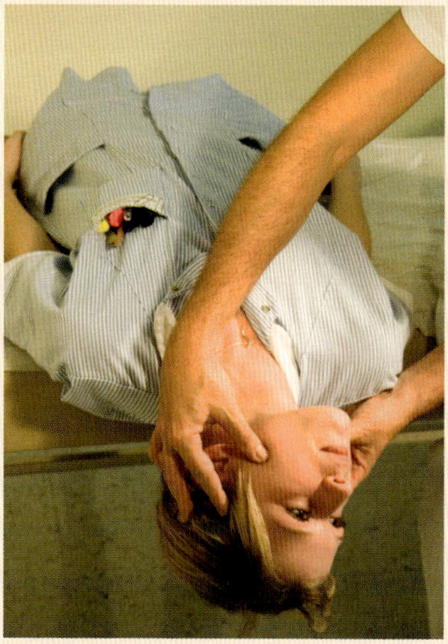

Im rechten hinteren Bogengang der Patientin befinden sich Ablagerungen. Der Kopf wird nun um 45 Grad gedreht, dadurch kommt der betroffene Bogengang in die Ebene der Bewegung. In dieser Position wird die Patientin in die Kopfhängelage gebracht, es kommt zu einem kurzen Drehschwindel. Wenn die Patientin diese Übung zu Hause mehrmals wiederholt, sollten sich die Kristalle langsam auflösen. Sollte das linke Ohr bzw. der linke hintere Bogengang betroffen sein, so müsste die Patientin ihren Kopf um 45 Grad nach links drehen.

Übungen für zu Hause

In vielen Fällen kann der Lagerungsschwindel wiederholt auftreten. Auch nach einem erfolgreichen Lagerungsmanöver können sich während der Nachtruhe wieder Kristalle bilden, die dann am nächsten Tag in der Früh Probleme machen. Es gibt auch Kristalle, die an den Nervenzellen festhaften. Diese können nicht gleich mit einem Befreiungsmanöver entfernt werden. Für diese Fälle wurden „Übungen für zu Hause" ausgearbeitet.

Bei den Übungen muss der Patient selbst den Kopf wiederholt in extreme Lagen bewegen, damit die Ablagerungen hin- und hergespült werden. Natürlich verspüren die Patienten dabei ein Schwindelgefühl, dieses stellt sich jedes Mal ein, wenn sie die Übung richtig durchführen. Das ist auch das Problem bei diesen Übungen, denn die Patienten versuchen den Schwindel und daher die extremen Kopflagen zu vermeiden. Daher können die Kristalle über mehrere Monate oder Jahre in den Bogengängen verbleiben. Wenn die Patienten dann darauf vergessen und sich zufällig in die „verbotene" Lage bewegen, kommt der Schwindel wieder – was für die Patienten sehr frustrierend ist und sie häufig zur Verzweiflung bringt.

Wenn der Patient die Übung richtig ausgeführt hat und die Kristalle sich im Bogengang bewegt haben, dann dreht sich die Welt. Diese Übung sollte dann zehn- bis fünfzehnmal durchgeführt werden. Bei jeder Wiederholung werden die Beschwerden weniger, da sich die Kristalle langsam auflösen. Der Patient hat tagsüber kaum noch Beschwerden. Die Ablagerungen können sich in der Nacht wieder zusammenballen und am nächsten Tag abermals Beschwerden verursachen. Doch eine wiederholte Übungsreihe sollte die Beschwerden auflösen. Den genauen Ablauf, die Seite und die Richtung der Übungen sollte der Arzt anhand des Untersuchungsbefundes festlegen und mit dem Patienten durchsprechen.

Morbus Menière

Die nach dem französischen Ohrenarzt Prosper Menière (1799-1862) benannte Krankheit zeichnet sich durch folgende Symptome aus:

- Heftige Drehschwindelattacken für maximal zwei Stunden, Übelkeit, oft auch Erbrechen.
- Vorübergehende einseitige Hörverminderung während der Anfälle. Ein Menière-Patient weiß immer genau, von welchem Ohr die Beschwerden ausgehen.
- Ohrensausen und Druckgefühl im Ohr der betroffenen Seite. Die Patienten berichten, dass sie unter diesen Beschwerden sehr stark leiden. Die Anfälle beginnen spontan, werden oft von verstärktem Ohrensausen eingeleitet. Sie können jederzeit während des Tages oder auch im Schlaf einsetzen, dauern in der Regel eine halbe Stunde oder eine Stunde lang an und klingen wieder ab. Eine gewisse Unsicherheit kann aber für mehrere Stunden zurückbleiben. Zum Teil wird der Schwindel auch von Erbrechen begleitet.

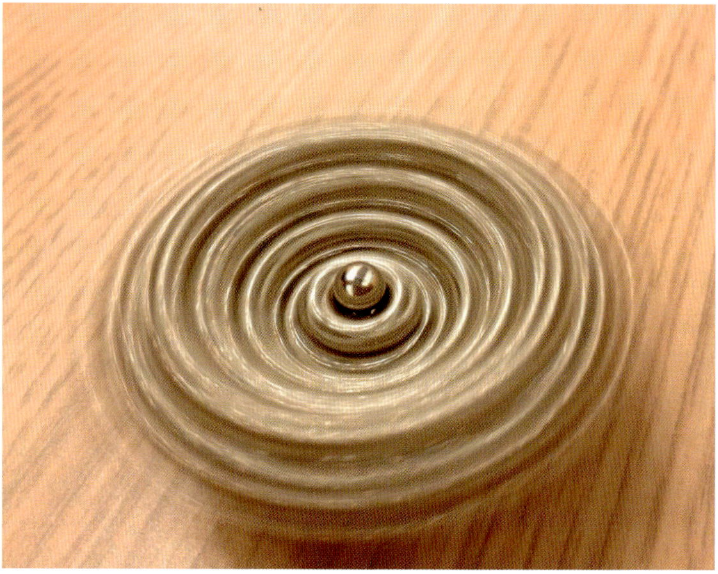

→ Zunehmender Hörverlust, Stürze ohne Vorwarnung

Im Anfangstadium der Krankheit bessert sich nach einem Anfall das Gehör wieder. Im weiteren Verlauf wird jedoch die Hörverbesserung immer geringer. Es entwickelt sich im Verlauf von mehreren Jahren eine zunehmende Innenohrschwerhörigkeit sowie ein ständiges Ohrgeräusch. Ein anderer typischer Verlauf besteht darin, dass sich das Gehör auf einem Ohr im Zuge eines akuten Hörsturzes plötzlich verschlechtert und über die Jahre so bleibt. Nach fünf oder zehn Jahren kommt es zu Drehschwindelanfällen, die eine oder zwei Stunden dauern können. In diesen Fällen ist es dann wichtig, den Zusammenhang zu erkennen.

Morbus-Menière-Patienten klagen oft über mehre Anfälle pro Woche, was die Lebensqualität erheblich verringert. Es können sich auch sogenannte Drop-Attacken dazugesellen. Darunter versteht man einen plötzlichen und ohne Vorwarnung auftretenden Tonusverlust der Muskulatur. Es kommt zu Stürzen und damit zu Verletzungen, da sich die Patienten durch das plötzliche Auftreten der Beschwerden weder abstützen noch in irgendeiner Weise schützen können. Fünf bis sieben Prozent der Menière-Patienten sind davon betroffen.

Die Menièreschen Schwindelbeschwerden verschwinden oft von selbst, um nie mehr wiederzukommen. Manchmal tritt eine Besserung für einige Jahre ein, dann beginnen die Anfälle wieder. Das Gehör normalisiert sich allerdings nicht mehr, auch die Ohrgeräusche bleiben bestehen. In ungefähr jedem zehnten Fall sind die Beschwerden so stark, dass sie die Lebensqualität massiv einschränken. Bei diesen Patienten ist es erforderlich, eine wirksame Therapie einzuleiten.

In unserer Praxis sehen wir ungefähr in zehn Prozent der Fälle das Lermoyez-Syndrom, eine Variante der Menièreschen Erkrankung. Bei diesem Syndrom verschlechtert sich das Gehör langsam über Wochen, dann bessert es sich plötzlich im Rahmen eines Schwindelanfalls. Mit der Elektrokochleographie ist es möglich, eine Druckerhöhung im Innenohr nachzuweisen und damit die Diagnose zu sichern.

Fallbeispiel: Eine Frau (57) erleidet beim Radfahren ohne Vorwarnung einen heftigen Schwindelanfall mit Übelkeit und Erbrechen. Nur mit Mühe kommt sie nach Hause. Die Symptome sind ihr bekannt, bereits elf Jahre davor war bei ihr Morbus Menière diagnostiziert worden. Seinerzeit hatte sie aufgrund dieser Krankheit den Job verloren, denn sie war mehrere Male aufgrund der plötzlich einsetzenden Symptome mit dem Notarztwagen von der Filiale, die sie leitete, ins Spital gebracht worden. Dort wurde zwar die Krankheit richtig diagnostiziert, aber sie erhielt jedes Mal nur Infusionen und durchblutungsfördernde Medikamente. Nach mehr als einem Jahr waren die Beschwerden – so plötzlich, wie sie gekommen waren – auch wieder verschwunden. Nur die Hörminderung und der Tinnitus sind geblieben. Sie hat gelernt, mit diesen Beeinträchtigungen zu leben. Jetzt – zehn Jahre später – erhält sie nach einem Anfall in einem Krankenhaus abermals Infusionen, die jedoch keine Besserung bringen. Sie begibt sich nach Hause, leidet aber rund dreimal pro Woche an den Schwindelattacken mit Übelkeit und Erbrechen. Nach einer Untersuchung mit Hilfe der sogenannten Elektrokochleographie erhält sie dann eine Injektion mit dem Antibiotikum Gentamycin ins Ohr. Vom ersten Moment an bessert sich die Übelkeit, nach einigen Tagen auch die Unsicherheit. Es sind in der weiteren Folge auch keine Schwindelanfälle mehr aufgetreten. Mit den Ohrgeräuschen hat sie mittlerweile umzugehen gelernt.

Ursachen

Die Beschwerden werden durch eine hydrostatische Druckerhöhung im Endolymphraum ausgelöst. Zur Erinnerung: Das Innenohr besteht ja aus flüssigkeitsgefüllten Räumen, die wie mehrere labyrinthartig zusammengeschweißte Autoreifen aussehen (siehe Seite 20). Nun stellen Sie sich innerhalb dieser Autoreifen noch ein System aus Fahrradreifen vor. In diesem inneren System sitzen die Sinneszellen des Gleichgewichts- und Hörorgans. Bei der Menièreschen Krankheit wächst der Druck der Flüssigkeit in den Fahrradreifen, also im inneren Schlauchsystem. Der Grund für diese Druckerhöhung ist bis heute noch nicht geklärt. Man vermutet eine veränderte Empfindlichkeit gegenüber eigenen Hormonen, die den Flüssigkeitshaushalt des ganzen Körpers regeln (z.B. antidiuretisches Hormon). Auch eine Verbindung zur Migräne konnte hergestellt werden: Migränepatienten leiden statistisch gesehen öfter an Menière. Manchmal entsteht eine Menièresche Krankheit auch nach einem Felsenbeinbruch, nach Ohroperationen oder nach viralen Entzündungen. In diesen Fällen spricht man von sekundärer Menière-Krankheit, da ein ursächlicher Zusammenhang mit äußeren Einflüssen anzunehmen ist.

Diese Druckerhöhung im Innenohr verursacht nun einen kurz dauernden Ausfall der normalen Spontanaktivität. Diese Aktivität wird ja – wie im Kapitel über die Grundlagen des Gleichgewichtssystems dargestellt – von den Gleichgewichtsorganen bei einer Kopfdrehung moduliert, also auf einer Seite vermindert und auf der anderen Seite erhöht. Eine Asymmetrie dieser Aktivität heißt für das Gehirn: „Ich drehe mich!“, auch wenn die Asymmetrie in Ruhelage aufgrund eines Ausfalls einer Seite entsteht. Eine langfristige Gewöhnung an den Zustand der Asymmetrie (= zentrale Kompensation) findet bei der Menièreschen Erkrankung nicht statt, weil diese nach jedem Anfall immer wieder ausgeglichen wird.

Diagnose

Eines scheint sicher zu sein: Die Beschwerden werden durch den erhöhten Flüssigkeitsdruck ausgelöst. Das heißt, wenn man die Drucksteigerung nachweisen kann, hat man die Diagnose gesichert, dann ist der Weg für die Therapie frei.

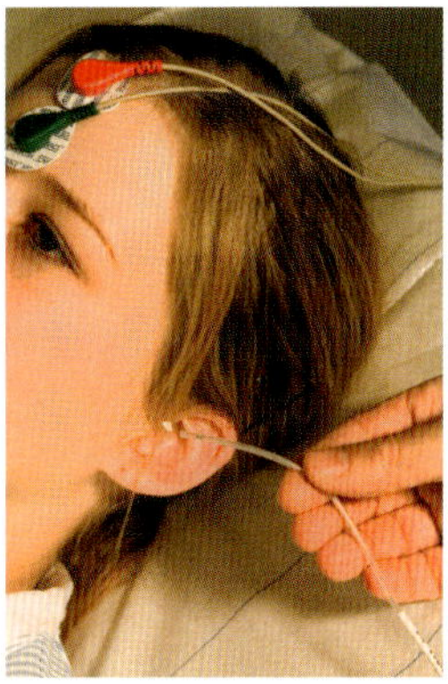

Ganz wichtig ist es, die Menière-Krankheit von einer Migräne abzugrenzen, die ähnliche Beschwerden verursachen kann. Die bei Morbus Menière häufig angewandte Therapie mit dem Antibiotikum Gentamycin (siehe unten) würde Migränepatienten nicht helfen. Migräneanfälle dauern länger als Menière-Anfälle, meistens mehrere Stunden oder Tage. Klarheit verschafft die sogenannte Elektrokochleographie.

Dabei wird eine Elektrode bis zum Trommelfell eingeführt, um die Druckverhältnisse im Innenohr zu messen – eine schmerzfreie Untersuchung, die zu einem raschen Ergebnis führt. Eine weitere Hilfe bei der Abgrenzung zur Migräne leistet die Audiometrie, also die Überprüfung der Funktion des Gehörs. Während nämlich bei Migränepatienten meist ein normales Gehör nachzuweisen ist, leiden die Menière-Patienten unter einer Hörverminderung am betroffenen Ohr. Diese Unterscheidung ist aber nicht immer so eindeutig möglich, da auch bei Migränepatienten eine Hörstörung aus anderer Ursache gleichzeitig vorhanden sein kann.

Auch eine radiologische Abklärung sollte durchgeführt werden. Am besten ist es, wenn mittels einer Schädel-Magnetresonanzuntersuchung eine Ursache im Gehirn (Multiple Sklerose, Tumor, Durchblutungsstörungen oder Kleinhirninfarkt) ausgeschlossen wird.

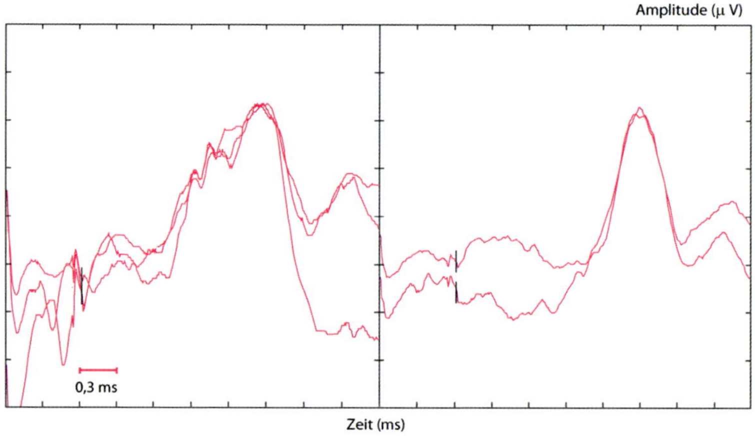

Elektrokochleographie: Links stark erhöhtes Summationspotential (die gut erkennbare „Schulter"), rechts normale Kurve.

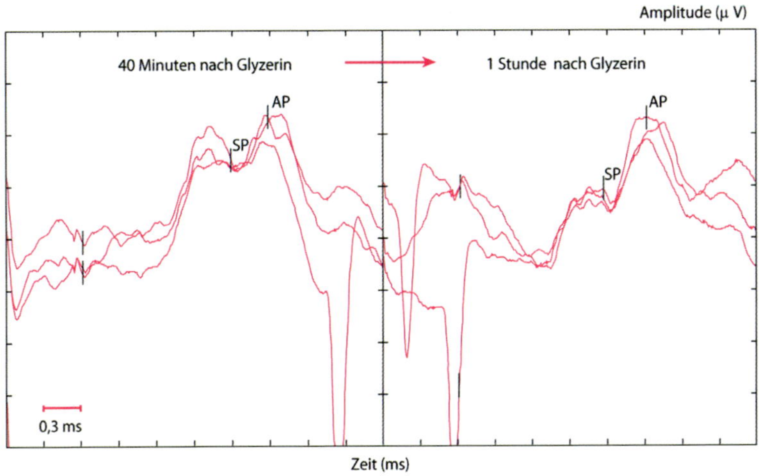

Glyzerin zieht Flüssigkeit aus dem Gehirn und aus dem Innenohr ab. Dementsprechend wird der Flüssigkeitsdruck in Innenohr, zumindest vorübergehend, geringer. Dieses Phänomen kann man auch in der Elektrokochleographie nachweisen.

Therapie

Während des ein- bis zweistündigen akuten Anfalls können schwindeldämpfende Medikamente verabreicht werden – aufgrund der Neigung zum Erbrechen am besten in Form von Zäpfchen. Diese Therapie mildert nur die begleitenden, vegetativen Symptome (Übelkeit, Erbrechen). Eine wirksame ursächliche medikamentöse Therapie, die die Druckerhöhung oder die Dysfunktion des Gleichgewichtsorganes verhindern würde, gibt es nicht. Lediglich eine leichte Entwässerung für einige Monate wurde als wirksam beschrieben.

In den Fällen, in denen die Beschwerden die Lebensqualität erheblich einschränken, wird von uns eine spezielle Therapie, die intratympanale Gentamycin-Therapie, empfohlen.

Wie wirkt die intratympanale Gentamycin-Therapie?

Die Beschwerden werden, wie bereits erwähnt, durch einen plötzlich wiederkehrenden und vorübergehenden Ausfall der Spontanaktivität im betroffenen Ohr ausgelöst. Jedes Mal, wenn die Aktivität plötzlich verschwindet, entwickeln sich das Schwindelgefühl, die Übelkeit und das Erbrechen. Es hilft also, wenn diese Aktivität auf der betroffenen Seite nachhaltig ausgeschaltet wird. Genau das bewirkt Gentamycin. Dieses Antibiotikum, das bei Lungenentzündung und bei Blutvergiftung (Sepsis) verabreicht wird, hat nämlich eine sonst unerwünschte Nebenwirkung: Es schädigt die Sinneszellen des Gleichgewichtorgans. Bei der intratympanalen Gentamycintherapie wird gerade diese Nebenwirkung therapeutisch genutzt.

Um die Wirkung an den Haarzellen entfalten zu können, muss Gentamycin in das Mittelohr eingebracht werden. Dabei werden unter Lokalanästhesie über einen kleinen Trommelfellschnitt 10 mg Gentamycin mit einer dünnen Nadel in das Mittelohr injiziert. Danach soll der Patient eine Stunde lang nicht schlucken, damit die Lösung nicht durch die Eustachische Röhre in den Rachen entweicht, und auf dem gesunden Ohr liegen. Das Mittel verweilt dabei nur eine Stunde lang im Mittelohr, es wird aber durch das runde Fenster ins Innenohr aufgenommen und kann dann einen Monat lang in den Innenohrflüssigkeiten nachgewiesen werden. Erreicht das Gentamyzin die Haarzellen des Gleichgewichtsorgans, dann werden diese innerhalb von ein bis zwei Wochen medikamentös weitgehend ausgeschaltet. So lange kann der Patient auch noch weitere Schwindelanfälle haben, die an Intensität aber zunehmend geringer werden und dann aber nach unserer Erfahrung allmählich verschwinden. Nach der Injektion kann außerdem eine Zeit lang eine gewisse leichte Unsicherheit bestehen bleiben. Das Mittel schädigt ja die Haarzellen, dadurch wird schließlich auch die Symmetrie der Ruheaktivität beeinflusst. Diese Unsicherheit nehmen die meisten Patienten aber gerne im Kauf, wenn sie die Aussicht haben, die heftigen Drehschwindelanfälle loszuwerden.

Die Haarzellen der Hörschnecke werden durch das Gentamycin nicht geschädigt, da dieses Medikament selektiv nur die Haarzellen des Gleichgewichtsorgans ausschaltet. Eine Verschlechterung des Hörvermögens nach der Therapie haben wir daher in keinem Fall beobachtet. Allerdings können die durch die Menièresche Erkrankung verursachte Hörverminderung und das Ohrensausen durch die Therapie nicht beeinflusst werden.

In den meisten Fällen genügt eine einzige Injektion. Manchmal kommen die Schwindelanfälle nach drei bis vier Monaten wieder. In diesen Fällen verlangen die Patienten von selbst eine zweite Injektion. In wenigen Fällen muss man die Injektion nach einem Jahr ein drittes Mal wiederholen.

In den letzten Jahren wurden Studien über die Wirkungen der intratympanalen Therapie mit Kortison durchgeführt. Dabei zeigte sich, dass die Kortisontherapie ebenso wirksam, aber weniger zerstörerisch ist im Vergleich zum Antibiotikum Gentamycin. Allerdings fehlen noch placebokontrollierte Studien zur intratympanalen Kortisontherapie, die jedoch im Falle der Gentamycintherapie vorliegen.

Neuronitis vestibularis

Der Ausfall eines Gleichgewichtsorgans wird in der Medizin mit verschiedenen Namen bezeichnet: Neuronitis vestibularis, Neuropathia vestibularis oder akuter Vestibularis- oder Labyrinthausfall. Dieser einseitige Verlust der vestibulären Aktivität zählt zu den häufigsten Krankheitsbildern, die Drehschwindel verursachen. Im Patientengut von großen Gleichgewichtsambulanzen kommt diese Krankheit in drei bis fünf Prozent der behandelten Fälle vor.

→ Symptome

Die Neuronitis vestibularis ist gekennzeichnet durch einen plötzlich auftretenden heftigen Drehschwindel ohne Hörstörung. Dazu kommen Gangunsicherheit und eine starke Falltendenz. Das Drehgefühl weist immer in dieselbe Richtung, also entweder nach rechts oder nach links. Die Fallneigung beim Gehen ist zur Seite des kranken Ohrs gerichtet. Der Schwindel kann einige Tage andauern und nimmt dann langsam ab. Ist nur der untere Ast des Gleichgewichtsnervs betroffen, so dauern die Schwindelanfälle üblicherweise nur vier bis acht Stunden lang an, bevor sie nachlassen. Frauen und Männer sind gleichermaßen betroffen, am häufigsten im Alter zwischen 40 und 50 Jahren.

Fallbeispiel: Eine 65-jährige Frau soll am Knie operiert werden, doch ein Bluthochdruck verhindert den Eingriff. Statt dessen soll zunächst einmal der Blutdruck medikamentös ins Lot gebracht werden. Nach Beginn der Therapie ist der Patientin eine Woche lang schlecht und schwindlig – wie eine Betrunkene bewältigt sie ihren Alltag. Eines Tages, als es ihr bereits besser geht und sie im Garten arbeitet, tritt plötzlich Schwindel mit Übelkeit und Erbrechen auf. Vor allem im Sitzen sind die Beschwerden kaum zu ertragen, im Liegen verspürt sie eine leichte Besserung. Da Freitag ist, erduldet sie ihre heftigen Beschwerden und ruft erst am Montag den Arzt. Sie wird ins Krankenhaus eingeliefert. Dort wird nach Untersuchungen an Augen und Ohren ein einseitiger Vestibularisausfall diagnostiziert, der mit ihrer blutdrucksenkenden Therapie allerdings nicht in Zusammenhang steht. Sie erhält Infusionen sowie einige Gleichgewichtsübungen vermittelt, die sie zu Hause durchführen muss. Drei Wochen später haben sich die Beschwerden gebessert, allerdings wird ihr beim Bücken noch immer schwindlig und übel. Sie erhält aber keine weitere spezifische Therapie gegen den Schwindel, da sich die Beschwerden allmählich vollständig legen.

→ Ursachen

Mehrere Studien gehen davon aus, dass der Auslöser eines einseitigen Ausfalls des Gleichgewichtsorgans eine Entzündung des Gleichgewichtsnervs ist, dem ein viraler Infekt (zum Beispiel durch Herpesviren) vorausgeht. Dafür spricht etwa die saisonale Häufung der Krankheit (Frühjahr, Frühsommer) sowie das häufige Betroffensein von mehreren Familienmitgliedern. Andere Studien nehmen eher eine Durchblutungsstörung als Hintergrund an.

Was auch immer als Ursache in Frage kommt: Auf der Seite des ausgefallenen Gleichgewichtsorgans erlischt die Ruheaktivität, die allerdings auf der gesunden Seite vorhanden ist. Daher überwiegt die Aktivität der gesunden Seite, was wie eine Drehung auf die gesunde Seite empfunden wird. Das Gehirn steuert jedoch dagegen, was dann eine Fallneigung zur anderen, der kranken Seite bewirkt.

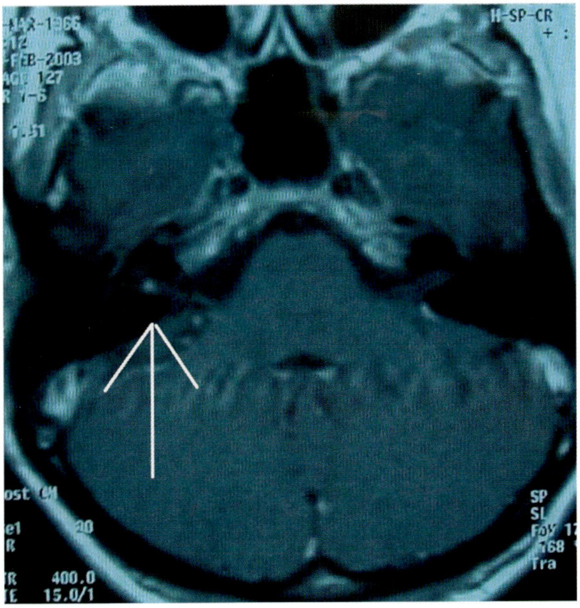

Gelegentlich ist es möglich, die Entzündung des Hör- und Gleichgewichtsnervs an einem MRT-Bild in Form einer aufflammenden Aktivität (heller Punkt) nachzuweisen.

→ *Verlauf*

Die Neuronitis beginnt akut und spontan. Die stärksten Beschwerden klingen nach zwei bis fünf Tagen ab, nach drei bis vier Wochen haben die Patienten keine Beschwerden mehr. In rund der Hälfte der Fälle kehrt die Funktion der betroffenen Seite von selbst wieder zurück. Dabei treten neuerliche – allerdings wesentlich geringere – Beschwerden von Unsicherheit und Drehschwindel auf, da sich das Gehirn während des Ausfalls an die Asymmetrie gewöhnt hat und die zurückkehrende Aktivität wieder als eine neue Situation wahrnimmt.

Beim Rest der Fälle bleibt der einseitige Ausfall dauerhaft bestehen. Trotzdem schafft es das Gehirn umzulernen und sich neu zu organisieren, um den Zustand des Gleichgewichts neu zu erreichen, was in der Fachsprache zentrale Kompensation genannt wird. Dies gelingt vollständig, solange das andere Organ gut arbeitet. Es ist bekannt, dass sich bei zehn bis zwanzig Prozent der Patienten nach einer Neuronitis ein Lagerungsschwindel entwickelt. In diesen Fällen betrifft die Neuronitis nur den oberen Teil des Gleichgewichtsorgans, auch den Utrikulus. Von hier lösen sich die Otolithen ab und bringen die Funktion des gesund gebliebenen hinteren Bogenganges – abhängig von der Kopflage – durcheinander.

→ Diagnose

Wenn keine neurologischen Störungen und keine Hörverminderung vorliegen, sollte eine Untersuchung am Krankenbett bereits eine klare Diagnose ermöglichen. Der Drehschwindel mit den entsprechenden Augenbewegungen (Nystagmus) sollte nach akutem und spontanem Beginn langsam abnehmend einige Tage lang andauern. Wenn lediglich der untere Nervenast ausgefallen ist, dann dauern die Schwindelanfälle vier bis acht Stunden und können auch mit einer Innenohrschwerhörigkeit einhergehen.

Wichtig ist allerdings, die Neuronitis vestibularis von den zentral verursachten Drehschwindelattacken, zum Beispiel von einem Kleinhirninfarkt, sicher zu unterscheiden. Der Kopf-Impuls-Test bietet dem Arzt die wichtigste diagnostische Hilfe. Auf die Computertomographie und sogar die konventionelle Magnetresonanztomographie kann man sich nicht verlassen, da frische Kleinhirninfarkte dabei nicht immer eindeutig zur Darstellung kommen. Nur eine spezielle MRT-Technik zeigt die frischen Infarktareale zuverlässig an.

Ein wichtiges Unterscheidungsmerkmal ist weiters, dass Patienten mit Neuronitis trotz starker Schwindelbeschwerden dennoch ohne Hilfe stehen können. Für Patienten mit einem größeren Kleinhirninfarkt ist dies nicht möglich. Sie würden ohne Hilfe sofort zu Boden stürzen.

Die sichere Unterscheidung vom Kleinhirninfarkt ist deswegen von größter Bedeutung, da in diesem Fall das geschwollene Kleinhirngewebe einen starken Druck auf die Atem- und Kreislaufzentren des Hirnstammes ausüben kann – eine lebensbedrohliche Situation.

Therapie

Im Anfangsstadium der Neuronitis kommen Medikamente zum Einsatz, die das Schwindelgefühl und die vegetativen Symptome unterdrücken. Wenn die stärksten Beschwerden nach zwei bis drei Tagen abgeklungen sind, sollen diese Medikamente aber wieder abgesetzt werden, damit das Gehirn die zentrale Kompensation ohne Beeinträchtigung durch dämpfend wirkende Medikamente vollziehen kann. Der Aktivitätsunterschied der beiden Gleichgewichtsorgane wird nämlich umso schneller ausgeglichen, je öfter das Gehirn mit dem Konflikt zwischen den nicht übereinstimmenden vestibulären Informationen konfrontiert wird. Ein Gleichgewichtstraining mit speziellen Bewegungsreizen und Balanceübungen kann die Kompensation fördern.

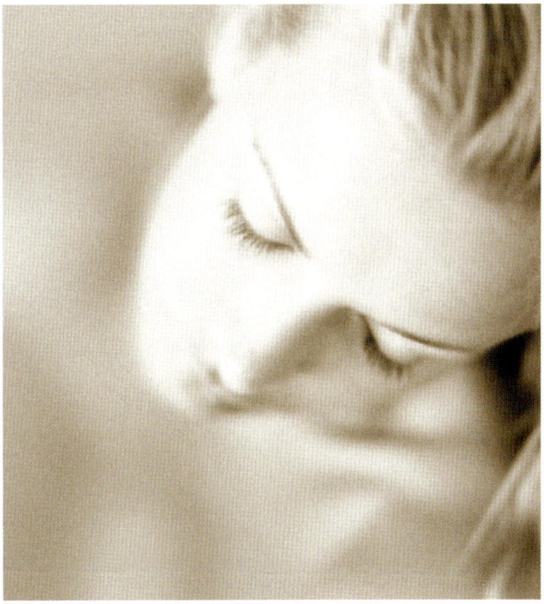

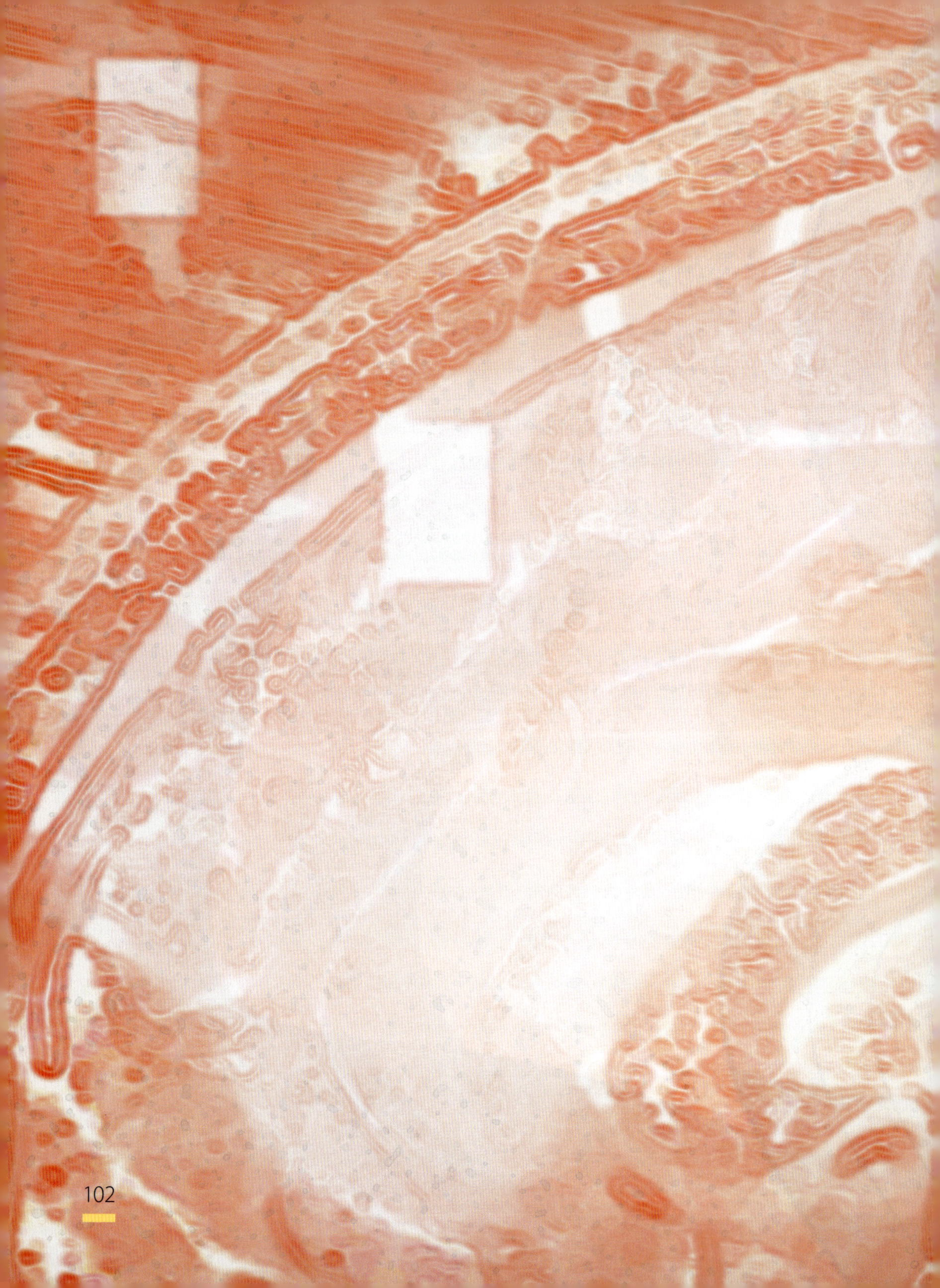

Schwindel bei Erkrankung des zentralen Nervensystems

Durchblutungsstörungen
- Kleinhirninfarkt
- Hirnstamminfarkt
- Transiente Durchblutungsstörung der hinteren Schädelgrube
- „Anzapfsyndrom (steal syndrom) der Armaterie

Multiple Sklerose
Parkinson-Krankheit
Arnold-Chiari-Syndrom
Normaldruckhydrozephalus

Durchblutungsstörungen

Unter „Schlaganfall" oder Hirninfarkt versteht man ein akutes Krankheitsbild mit neurologischen Funktionsausfällen, das durch eine kritische Verminderung der Blutversorgung im Gehirn verursacht wird. Die Symptomatik richtet sich danach, welches Hirnareal von der Durchblutungsstörung betroffen ist. Gelingt es nicht, die Blutversorgung wiederherzustellen, dann kommt es zum Absterben von Hirngewebe und es treten irreversible neurologische Störungen auf. Sind die Gleichgewichtszentren in das Infarktgeschehen involviert, dann kann Schwindel oft das einzige Symptom dieses Schlaganfalls sein.

→ Kleinhirninfarkt

Im Kleinhirn laufen die Informationen aus den peripheren Gleichgewichtsorganen, aber auch aus den Sensoren der Haut, der Muskulatur und den Gelenken zusammen. Anhand dieser Information findet hier die zentrale Kontrolle und Koordination der Motorik statt. Dabei wird der Spannungszustand der unterschiedlichen Muskelgruppen (Tonus) exakt eingestellt und damit werden die aufrechte Körperposition sowie die Bewegungsabläufe beim Gehen und Laufen ermöglicht. Anders gesagt: Es wird das „Gleichgewicht" hergestellt.

Funktionsausfälle im Kleinhirn, wie sie im Rahmen eines Kleinhirninfarkts auftreten, äußern sich daher in erster Linie als „Gleichgewichtsstörungen". In fast allen Fällen tritt heftiger Drehschwindel begleitet von starker Übelkeit und schwerem Erbrechen auf. Das Krankheitsbild ähnelt sehr dem einseitigen peripheren Ausfall des Vestibularorgans (siehe Seite 95). Ein wesentlicher Unterschied ist allerdings, dass die Patienten beim Kleinhirninfarkt selbstständig nicht stehen können und sofort stürzen, wenn sie aufzustehen versuchen (als würden sie von einer unsichtbaren Kraft zur Seite gestoßen – Lateropulsion). Meist findet sich auch eine Koordinationsstörung der Muskelgruppen, wobei die Bewegungsabläufe nicht kontinuierlich, sondern eigenartig „eckig" oder „abgehackt" (ataktisch) erscheinen.

Es ist sehr wesentlich, den Kleinhirninfarkt bereits sehr frühzeitig von der an sich „harmlosen" Neuronitis vestibularis zu unterscheiden. Durch die begleitende Hirnschwellung kann hier unter Umständen eine lebensbedrohliche Kompression des Hirnstamms entstehen, die eine sofortige neurochirurgische Entlastungsoperation erfordert. Daher sind Patienten mit einem frischen Kleinhirninfarkt sehr sorgfältig zu überwachen und gegebenenfalls frühzeitig an eine neurologische bzw. neurochirurgische Abteilung zu transferieren.

Aktuellerer Literatur (und auch unseren Erfahrungen) zufolge ist es möglich, die akute Neuronitis vestibularis und den dieses Krankheitsbild vortäuschenden Kleinhirninfarkt anhand des Kopf-Impuls-Tests und mittels sorgfältiger Beobachtung des eventuell vorhandenen Augenzitterns klinisch zu unterscheiden. Beim Kleinhirninsult bestehen nämlich Augenbewegungsstörungen, der Kopf-Impuls-Test funktioniert aber in beiden Richtungen gut. Diese sorgfältige Untersuchung kann unter Umständen ein genaueres Ergebnis liefern als eine früh durchgeführte Schädel-Magnetresonanz-Untersuchung.

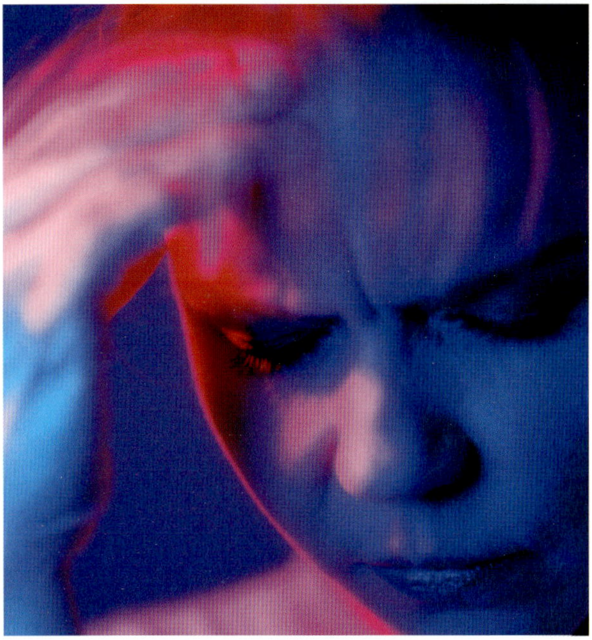

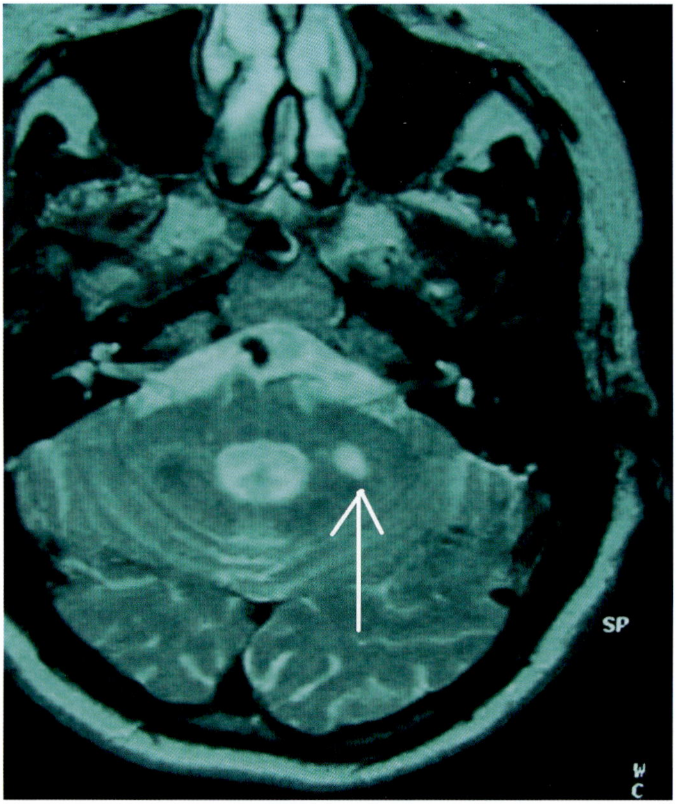

MRT-Bild eines Kleinhirninfarkts (Pfeil). Dieser Infarkt hat vorübergehend einen stärkeren Drehschwindelanfall und anhaltende Unsicherheit verursacht.

→ Hirnstamminfarkt

Beim Hirnstamminfarkt kommt es zu Schwindelerscheinungen, wenn die Kerngebiete und die Bahnen des Gleichgewichtszentrums betroffen sind. Da im Hirnstamm aber auch zahlreiche andere motorische Kerngebiete auf sehr engem Raum oft in unmittelbarer Nähe zum Gleichgewichtszentrum liegen, finden sich hier neben den Schwindelerscheinungen fast immer auch andere neurologische Funktionsstörungen.

Das klinische Bild ähnelt dem Kleinhirninfarkt. Auch hier bestehen heftiger Drehschwindel, Übelkeit und Erbrechen, oft auch Kopfschmerzen. Die Patienten können sich selbst nicht auf den Beinen halten und stürzen, sobald sie aufstehen. Zusätzlich können hier auch Begleitsymptome wie Lähmungserscheinungen einer Körperhälfte, Gefühlsstörungen oder Sprechstörungen vorliegen.

Transiente Durchblutungsstörung der hinteren Schädelgrube

Es handelt sich dabei um kurz andauernde Drehschwindelanfälle, verursacht durch eine Minderdurchblutung im Kleinhirn oder Hirnstamm. Dementsprechend ist die Symptomatik auch ähnlich wie beim Kleinhirn- oder Hirnstamminfarkt. Gelegentlich ist Drehschwindel das einzige Symptom dieser Erkrankung. Der wesentliche Unterschied zum Infarkt besteht darin, dass sich die Durchblutungssituation wieder normalisiert, so dass es nicht zum Absterben von Hirngewebe kommt. Die Symptome bilden sich daher oft nach einigen Minuten wieder vollständig zurück. Diese Diagnose kommt in Frage, wenn täglich mehrere kurze Drehschwindelanfälle und zusätzliche Risikofaktoren bestehen (Bluthochdruck, erhöhte Blutfette, Alter usw.); Hörverminderung und Ohrensausen begleiten häufig die Beschwerden. Meistens kann man mittels Schädel-MRT-Untersuchung die multiplen Läsionen, die durch die Durchblutungsstörungen verursacht werden, nachweisen.

„Anzapfsyndrom“ (steal syndrom) der Armarterie

Dieses Krankheitsbild ist durch eine einseitige Einengung der Armarterie charakterisiert. Die Folge ist eine Strömungsumkehr der Wirbelsäulenarterie, so dass das Blut in dieser Arterie nicht mehr zum Gehirn strömt, sondern vom Gehirn in die Armarterie. Es wird hier gewissermaßen der Gehirnblutkreis „angezapft“, um die Durchblutung im Arm aufrechterhalten zu können. Ausgelöst werden die Symptome durch kräftige Bewegungen des betroffenen Arms. Wenn bei körperlicher Arbeit im Arm vermehrt Blut benötigt wird, geht dies zu Lasten der Gehirndurchblutung. Es kommt dabei kurzfristig zu einer Durchblutungsverminderung im Bereich der hinteren Schädelgrube. Dabei können vorübergehend Drehschwindelanfälle auftreten. Wenn die Symptome sehr belastend sind, dann wird eine Operation mit Beseitigung der Engstelle der Armarterie empfohlen.

Multiple Sklerose

Diese bis heute noch nicht restlos geklärte Erkrankung des zentralen Nervensystems ist gekennzeichnet durch einen schubhaften Verlauf, wobei sich an verschiedensten Stellen des zentralen Nervensystems entzündlich-degenerative Herde (Demyelinisierungsherde) bilden. Dadurch treten sehr unterschiedliche neurologische Symptome auf, abhängig davon, wo diese Herde lokalisiert sind und welche Funktionssysteme sie beeinflussen. Dabei leiden die meisten Patienten auch unter Gleichgewichtsstörungen. Ein Drehschwindel kann vorkommen, wenn die Herde an der Eintrittsstelle des Gleichgewichtsnervs zum Hirnstamm liegen. In diesem Fall kommt oft auch eine Hörstörung hinzu und das klinische Bild kann sehr einer Menièreschen Erkrankung ähneln. Eine Läsion des vestibulo-okulären Reflexes führt zur Störung der schnellen Blickfolgebewegung. Dies führt zu Sehstörungen bei rascher Kopfbewegung (Oszillopsien) und Unsicherheit. Häufig befinden sich die Herde auch im Kleinhirn. Dann kommt es zu Unsicherheit sowie zum Auftreten von ruckartigen abgehackten Bewegungsabläufen (Ataxie).

Parkinson-Krankheit

Bei dieser Erkrankung werden neben dem typischen Zittern (Tremor) und der Muskelrigidität auch Gangstörungen und Gleichgewichtsstörungen beschrieben. Typisch sind kleine und schnelle Schritte. Das Anhalten und das Umdrehen bereiten oft Schwierigkeiten. Wird der Patient an der Schulter kurz nach hinten gezogen, dann taumelt er hilflos nach hinten (Pull-Test). Die Gleichgewichtsstörungen äußern sich meist in Unsicherheit.

Arnold-Chiari-Syndrom

Es handelt sich dabei um eine entwicklungsbedingte Variation, wobei Anteile des Kleinhirns im Wirbelkanal eingeklemmt sind. Kopfhängelage oder Pressen verursachen einen kurzen Drehschwindel, meistens ohne Übelkeit.

Normaldruckhydrozephalus

Hydrozephalus bezeichnet ein Krankheitsbild, bei dem es zu einer abnormen Zunahme der Gehirnflüssigkeit (Liquor cerebrospinalis) kommt. Meist steht diese Flüssigkeit unter einem erhöhten hydrostatischen Druck und verursacht dadurch Schäden an der Gehirnsubstanz. Beim Normaldruckhydrozephalus liegt der durchschnittliche Druck aber im Normbereich und es kommt in bestimmten Intervallen zu einem kurzfristigen Druckanstieg. Um dieses Krankheitsbild nachweisen zu können, bedarf es einer langfristigen Hirndruckmessung, um den nur gelegentlich auftretenden Druckanstieg sicher erkennen zu können.

Das klinische Bild dieser Erkrankung ist allerdings so eindeutig, dass meist aufgrund der angegebenen Beschwerden bereits die richtige Diagnose gestellt werden kann. Meist handelt es sich um ältere Patienten, die über eine starke Unsicherheit beim Gehen klagen. Gleichzeitig mit dieser Gangstörung entwickeln sich meist eine auffällige Vergesslichkeit und eine Harninkontinenz.

Wenn einmal die Diagnose gestellt ist, wird heute überwiegend eine Shunt-Operation empfohlen. Dabei wird der Überschuss an Liquor über ein Drainagerohr in das Blutgefäßsystem abgeleitet. Es ist allerdings bekannt, dass nur ein Teil der operierten Patienten von diesem Eingriff profitiert. Um bereits vor der Operation die Erfolgsaussichten im Einzelfall besser abschätzen zu können, wird zunächst über einen wenig belastenden Kreuzstich (Lumbalpunktion) der Liquor für einige Tage abgeleitet. Wenn die Patienten darauf eine Besserung der Beschwerden angeben, dann wird meist die Shunt-Operation empfohlen.

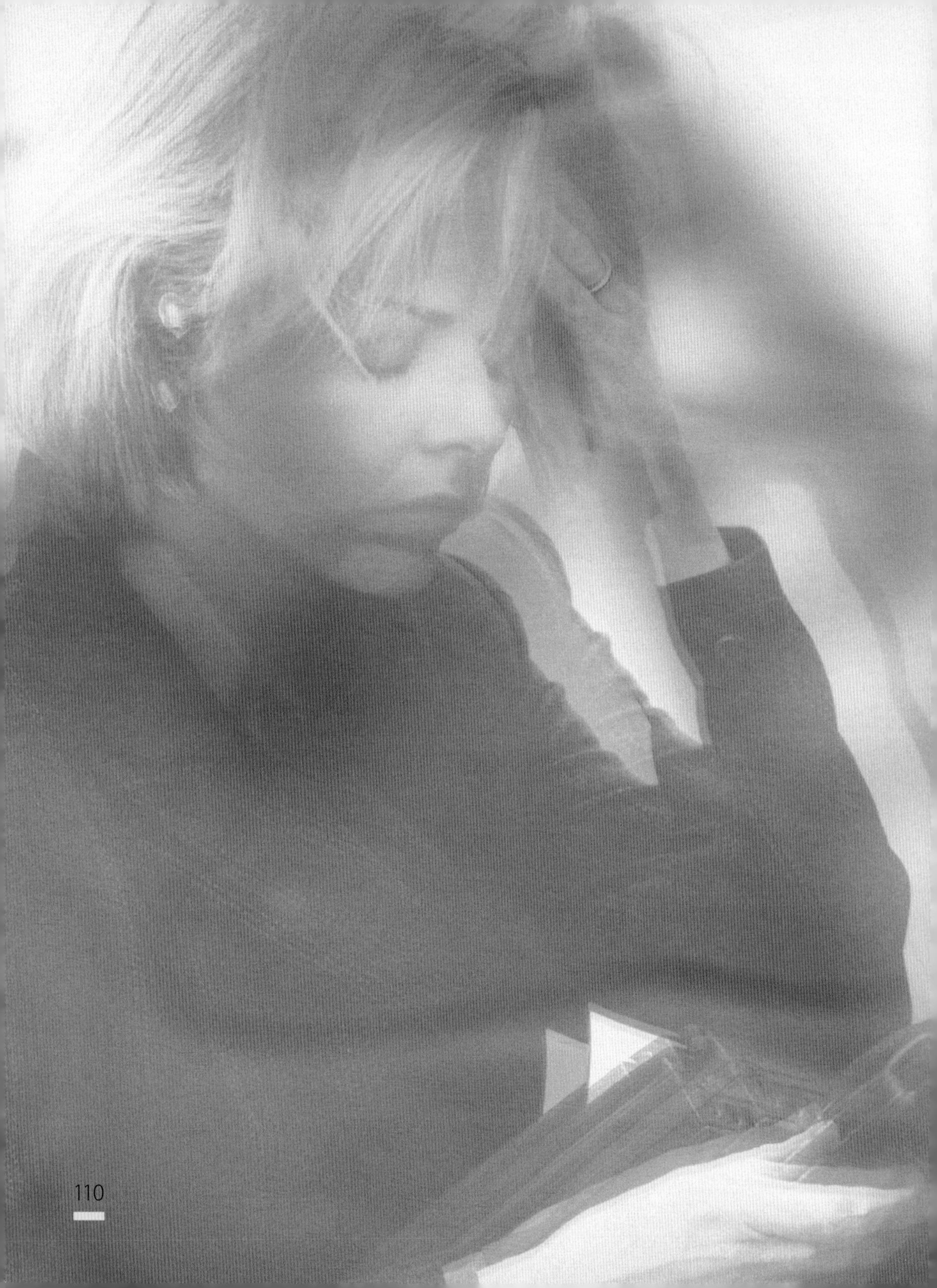

Schwindel bei Migräne

„Echte“ Krankheit
Aura vor der Attacke
Entstehung, Verlauf
Schwindel und Migräne
Benigner paroxysmaler Schwindel im Kindesalter
Benigner wiederkehrender Drehschwindel
Basilaris-Migräne
Schwindel und Migräne – Differenzialdiagnose
Therapie

Der Begriff Migräne stammt vom Französischen „la migraine“ und bedeutet Kopfschmerzen. Tatsächlich handelt es sich bei Migräne um überaus heftige Schmerzen, die zumeist nur in einer Kopfhälfte und anfallsartig auftreten. Weil sie fast immer mit höchst unangenehmen Begleiterscheinungen wie Übelkeit, Empfindlichkeit gegen Licht und Geräusche sowie Schwindel verbunden sind, sind die Betroffenen stark beeinträchtigt.

„Echte“ Krankheit

Lange Zeit wurden die Kopfschmerzanfälle bagatellisiert und in das Reich der „Einbildung“ abgeschoben, doch jetzt kann man mit Hilfe von bildgebenden Verfahren eine erhöhte Gehirnaktivität feststellen und beweisen, dass es sich bei der Migräne um eine „echte“ körperliche Krankheit handelt.

Man schätzt, dass in Österreich zwischen elf und siebzehn Prozent der Frauen und zwischen vier und sechs Prozent der Männer betroffen sind. Sie erleben im Mittelwert 1,5 Anfälle pro Monat, die durchschnittlich vier Stunden dauern. Zehn Prozent der Patienten haben wöchentlich einen Anfall, bei zwanzig Prozent dauern die Anfälle zwei bis drei Tage.

Hier noch einige Zahlen, die die Bedeutung dieser Krankheit verdeutlichen: In Österreich leiden fünf Prozent der Bevölkerung jährlich rund achtzehn Tage an Migräne. Weil die Beschwerden meistens in jüngeren Jahren auftreten, hat die Krankheit neben der großen Beeinträchtigung der Lebensqualität auch eine nicht unerhebliche wirtschaftliche Relevanz. Aktuellen Statistiken zufolge verbringen Migränepatienten monatlich 2,2 Tage im Krankenstand.

Aura vor der Attacke

Betroffene berichten immer wieder, dass dem Kopfschmerz eine sogenannte Aura vorangeht. Dabei handelt es sich um Sehstörungen, merkwürdige Lichtblitze und Geruchswahrnehmungen sowie Benommenheit. Die Kopfschmerzen folgen dann innerhalb von 60 Minuten. Die Aurasymptome bereiten meistens visuelle Beschwerden. Man sieht zum Beispiel einen vibrierenden Zackenkranz, der von der Mitte zur Peripherie des Gesichtsfelds wandert und einen dunklen leeren Fleck in der Mitte des Gesichtsfeldes (Skotom) nach sich zieht. Es kommen aber auch andere Erscheinungen wie zum Beispiel Gefühlsstörungen an Gesicht und Händen vor.

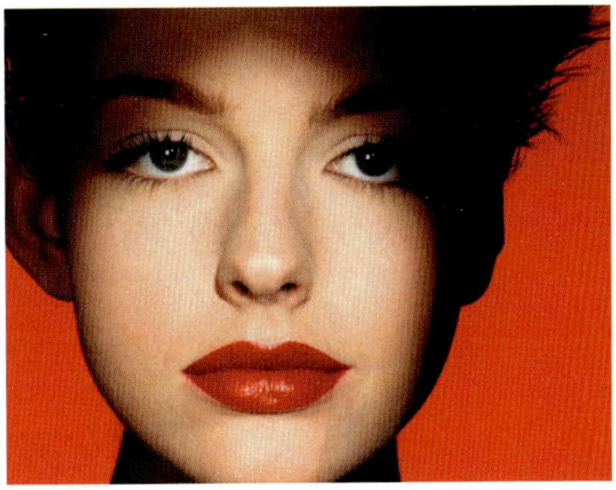

Rund 60 Prozent der Patienten erleben Anfälle ohne Aura, 18 Prozent der Betroffenen haben Anfälle nur mit Aura, 13 Prozent der Patienten haben Anfälle sowohl mit als auch ohne Aura und bei fünf Prozent kommen nur Auren ohne Kopfschmerzen vor. Es gibt also viele Patienten, die nie eine Aura erleben, obwohl sie oft an Kopfschmerzen leiden. Da aber viele Kliniker nur Fälle mit Aura als Migräne diagnostizieren, wird die korrekte Diagnose wahrscheinlich viel zu selten gestellt.

Es ist daher wichtig, die Kriterien für Migräne ohne Aura gemäß der International Headache Society zu kennen:

Bei einer Migräne müssen die unten angeführten Kriterien zutreffen, wobei eine organische neurologische Erkrankung auszuschließen ist:

- Wiederkehrende Episoden mit Kopfschmerzen, die vier bis zweiundsiebzig Stunden andauern und mindestens zwei der folgenden Kriterien aufweisen:

- einseitige Schmerzen,
- pochende Schmerzen,
- Bewegung verstärkt die Beschwerden,
- mittelschwere oder schwere Schmerzen

sowie mindestens eines dieser Kriterien:

- Übelkeit, Erbrechen,
- Überempfindlichkeit gegenüber Tönen und Licht.

Entstehung, Verlauf

Migräne entsteht im Gehirn. Primär werden gewisse Hirnareale pathologisch aktiviert und dadurch wird eine Erweiterung der Gefäße verursacht. Diese reizen die Bahnen der Schmerzempfindung, die wiederum eine weitere Aktivierung bewirken. Die Migräne wird aber primär nicht durch eine Gefäßerkrankung ausgelöst.

Laut neuester Theorie wird die Migräne mit Aura durch die Aura selbst ausgelöst. Die Aura entsteht in der Hirnrinde. Wahrscheinlich haben die Nervenzellen von Migränepatienten durch genetische Ionenkanalveränderungen eine Neigung zu einer pathologischen Aktivierung, der sogenannten fortschreitenden kortikalen Hemmung.

Wahrscheinlich wird der langsam (3 bis 5 mm/min) fortschreitende Reiz in der Hirnrinde auch durch kodierte Ionenkanalpathologien verursacht. Diese werden von einer kurzzeitigen, dramatischen Erhöhung der Durchblutung begleitet. Darauf folgt eine länger andauernde, verminderte Durchblutung der Hirnrinde. Es werden dabei in der Hirnrinde Substanzen produziert, die eine Art „entzündliche Reaktion" hervorrufen. Dadurch wird die Blut-Hirn-Schranke geschädigt. Durch die erhöhte Durchlässigkeit der Blut-Hirn-Schranke können durch die freigesetzten Neurotransmitter Moleküle aus dem Hirngewebe in die umliegenden Gewebe hinaus diffundieren und dort in den Nerven ein Schmerzgefühl auslösen.

Diese Theorie basiert also auf dem kortikal hemmenden Reizzustand als primärer Auslöser des Migräneanfalls. Oft erleben aber die Patienten Migräne ohne Aura. Es ist möglich, dass bei diesen Anfällen die pathologische Funktion gewisser Hirnstammstrukturen als Auslöser dient. Dafür kommen die Strukturen in Frage, die bei der Modulation von Schmerzreizen eine Rolle spielen.

Schwindel und Migräne

Da Schwindel und Migräne sehr häufig unabhängig voneinander vorkommen, ist es nicht überraschend, dass beide gelegentlich simultan auftreten. Anscheinend sind aber Schwindel und Migräne darüber hinaus enger verknüpft. Laut Statistiken leiden Migränepatienten zwei- bis dreimal häufiger an Schwindel im anfallsfreien Intervall als die normale Population oder Patienten, die an einer anderen Kopfschmerzsymptomatik leiden. Es wurde daher in den letzten Jahren vermutet, dass sich Migräneanfälle auch ohne Kopfschmerzen und allein durch Schwindelbeschwerden manifestieren können.

Bereits seit längerem kennt man ein Migräneäquivalent bei Kindern, den benignen paroxysmalen Schwindel. Im Erwachsenenalter wird der Migräneschwindel als „benigner wiederkehrender Drehschwindel" („benign recurrent vertigo") bezeichnet. Eine dritte Gruppe könnte die seltene, in den 1960er Jahren beschriebene Basilaris-Migräne darstellen.

Benigner paroxysmaler Schwindel im Kindesalter

Die Beschwerden entwickeln sich meistens zwischen dem ersten und vierten Lebensjahr in Form von sekundenlang andauernden Drehschwindelanfällen. Das Kind verliert sein Gleichgewicht, versucht sich anzuhalten oder setzt sich plötzlich nieder. Oft sehen die Eltern nur, dass es sich erschreckt oder plötzlich erblasst. Vigilanz oder Bewusstsein sind nicht gestört. Das ist ein wichtiges Unterscheidungsmerkmal zur Epilepsie. Die Anfälle können sich monatelang oder jahrelang wiederholen und dann sistieren oder in typische Migräneanfälle übergehen. Deswegen wird vermutet, dass es sich bei diesem Schwindel um ein Migräneäquivalent handelt. Die Frequenz von Migränebeschwerden unter den Vorfahren dieser Kinder (Eltern und Großeltern) ist doppelt so hoch. Eine Therapie ist nicht notwendig.

Benigner wiederkehrender Drehschwindel

Seit einigen Jahren wird dieses Krankheitsbild in der Literatur immer genauer definiert. Es ist anzunehmen, dass die akuten, kurz dauernden (ein bis zwei Stunden) Schwindelbeschwerden, welche die Kopfschmerzen begleiten, durch den üblichen Aura-Mechanismus ausgelöst werden. Andere, tagelang andauernde Schwindelzustände, die von Bewegungsüberempfindlichkeit begleitet werden, sind eher durch neuronale Botenstoffe verursacht, die die peripheren und zentralen vestibulären Strukturen überfluten.

Der Schwindel wird meistens von Übelkeit und Erbrechen begleitet. Die Patienten sind überempfindlich gegenüber raschen Kopfbewegungen und unsicher beim Stehen. Wenn die Patienten klassische Migräneanfälle haben, dann begleiten die Schwindelbeschwerden eher die Kopfschmerzen als die Aura.

Der Migräneschwindel muss also nicht immer von Kopfschmerzen begleitet werden und ist trotzdem eine Art von Migräne. Welche Überlegungen unterstützen diese Theorie?

- Ähnliche Auslösefaktoren (Stress, Schlafmangel, Alkohol),
- erhöhte Frequenz bei Frauen,
- familiäre Häufung,

- Aurasymptome während des Schwindels: Bewegungsüberempfindlichkeit, Überempfindlichkeit gegenüber Licht und Tönen, Besserung nach Schlaf,
- Wirksamkeit einer Migränetherapie.

Die Schwindelbeschwerden kommen meistens Jahre nach dem ersten Migräneanfall. Es gibt zwar keine exakte Statistik, aber sie scheinen häufiger zu sein bei Patienten, die Migräne ohne Aura erleben als bei Migränepatienten mit Aura. Sie klagen meistens über spontanen Drehschwindel verbunden mit Übelkeit, der durch Lagewechsel oder verschiedene Kopfbewegungen verstärkt wird. Der Schwindel kann Sekunden, Stunden oder Tage andauern. Die Anfälle zeigen keinen bestimmten Rhythmus. Zwischen den einzelnen Anfällen können Tage oder auch Jahre vergehen.

Ein Drittel der Patienten klagt über Anfälle, die zwischen fünf Minuten und einer Stunde lang dauern. Dies entspricht etwa der Dauer einer typischen Aura. Ein Drittel erlebt kürzere und ein weiteres Drittel klagt über längere Anfälle. Der Schwindel kann bereits vor den Kopfschmerzen beginnen oder völlig unabhängig von dem tatsächlichen Migräneanfall auftreten. Gelegentlich werden auch andere Aura-Zeichen beschrieben. Diese können diagnostisch wichtig sein. Hörverminderung und Ohrensausen gehören an sich nicht zu den typischen Beschwerden, können aber vorkommen. Die Hörverminderung ist dann meistens gutartig und vorübergehend.

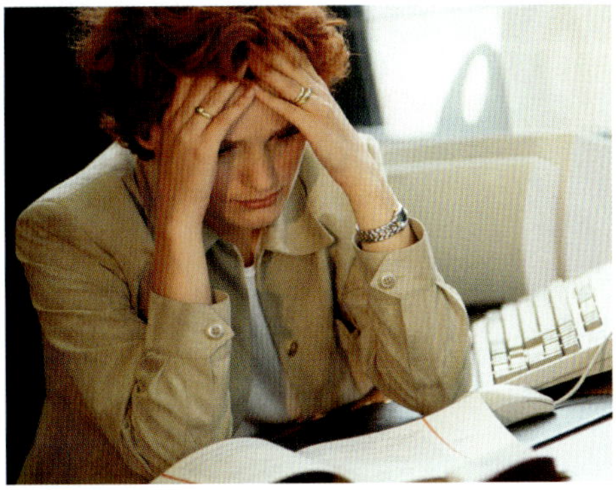

Die im symptomfreien Intervall durchgeführten vestibulären, audiologischen und neurologischen Untersuchungen ergeben meistens einen negativen Befund. Einseitige kalorische Untererregbarkeit oder Richtungsüberwiegen können vorhanden sein, können aber auch bei Migränepatienten ohne Schwindelerscheinungen nachgewiesen werden.

Eine genaue Untersuchung der Augenbewegungen kann gelegentlich zentrale Augenbewegungsstörungen nachweisen ohne sonstige Hirnstamm- oder Kleinhirnfunktionsstörungen. Ein zentraler oder peripherer Spontannystagmus kann ebenfalls gelegentlich nachgewiesen werden. Zusammenfassend zeigen die Untersuchungsergebnisse eine normale Funktion, in manchen Fällen kann eine periphere, in anderen eine zentrale vestibuläre Funktionsstörung vorhanden sein.

Aktuell gibt es noch keine spezifische diagnostische Methode oder internationale Leitlinien für den eindeutigen Nachweis des Migräneschwindels. Die Diagnose beruht lediglich auf der Anamnese und auf der Wirksamkeit einer Migränetherapie. Die Ergebnisse der Gleichgewichtsuntersuchung sind eher als Ausschluss einer anderen Schwindelerkrankung von Bedeutung. Am wichtigsten ist dabei die Elektrokochleographie zum Ausschluss einer Menièreschen Krankheit.

Basilaris-Migräne

Dieses Krankheitsbild besteht aus Migräneanfällen mit Kopfschmerzen am Hinterhaupt, Übelkeit und Erbrechen und einigen neurologischen Zeichen, die auf einen Sauerstoffmangel im Bereich des Hirnstamms hinweisen. Meistens sind junge Frauen betroffen. Zur Diagnose werden mindestens zwei von den unten aufgelisteten Symptomen benötigt:

- beidseitige Gesichtsfelddefekte,
- Sprachstörungen,
- Drehschwindel, am Ende des Anfalles eventuell lageabhängiger Schwindel,
- Ohrensausen,
- Hörverminderung,
- Doppelbilder,
- Ataxie,

- beidseitige Gefühlsstörungen,
- beidseitige Muskelschwächen,
- Störungen des Bewusstseins.

Schwindel und Migräne – Differenzialdiagnose

Um die Zusammenhänge genau zu analysieren, empfiehlt sich folgende Einteilung:

1. Schwindelanfälle, die mit Sicherheit migränebedingt sind:

   Schwindelbeschwerden, Aura und Kopfschmerzen treten gemeinsam auf.

2. Schwindelanfälle, die wahrscheinlich mit der Migräne zusammenhängen:

   Die wiederkehrenden Schwindelanfälle gehen ohne Kopfschmerzen einher. In der Anamnese findet man jedoch wiederkehrende Migräneanfälle. Die Schwindelanfälle zeigen einen Zusammenhang mit der Menstruation oder mit psychischem Stress und können von Bewegungsüberempfindlichkeit und Photophobie begleitet werden.

3. Schwindelbeschwerden, die vielleicht durch Migräne ausgelöst werden:

   In dieser Gruppe klagen die Patienten über wiederkehrende, tagelang andauernde Unsicherheit und Überempfindlichkeit gegenüber schnellen Kopfbewegungen. Die Lebensqualität wird durch diesen Schwindel meistens nicht wesentlich eingeschränkt.

4. Schwindel und Migräne existieren unabhängig voneinander:

   Da Migräne und Schwindel häufig vorkommen, ist es natürlich möglich, dass völlig unabhängig voneinander sowohl Migräne als auch Schwindelbeschwerden bestehen. So kann zum Beispiel ein benigner paroxysmaler Lagerungsschwindel oder eine Neuronitis vestibularis bei Migränepatienten auftreten. In diesen Fällen ist es natürlich notwendig, die richtige Diagnose zu stellen. Es ist daher nicht ausreichend, die Diagnose Migräne allein aufgrund von anamnestischen Angaben zu stellen.

Es gibt aber mehr als zufällige Beziehungen zwischen Migräne und anderen mit Schwindel einhergehenden Krankheitsbildern:

- Dass zwischen der Migräne und Morbus Menière (MM) ein Zusammenhang bestehen kann, wurde erstmals von Prosper Menière selbst vermutet. Seitdem wurden mehrere kontroversielle Publikationen veröffentlicht. In einer neueren, gut kontrollierten Studie wurden Migränebeschwerden von 78 MM-Patienten mit den Migränebeschwerden von 78 Patienten mit einer orthopädischen Erkrankung verglichen. Die Häufigkeit der Migräne war in der Gruppe mit MM doppelt so hoch wie in der Kontrollgruppe.
- Migräne und benigner paroxysmaler Lagerungsschwindel (BPV) können auch eine Beziehung haben. Anscheinend ist Migräne dreimal so häufig bei Patienten mit idiopathischem BPV als bei Patienten mit posttraumatischem BPV und doppelt so häufig als in der normalen Kontrollgruppe. Es können offensichtlich genetische Faktoren wirksam sein oder die Migräne verursacht Durchblutungsstörungen, die wiederum zum Ablösen von Otolithen und dadurch zum BPV führen.
- Der Zusammenhang zwischen Migräne und Kinetoseneigung wurde schon vor Jahrzehnten beschrieben. Kinder und Jugendliche, die an einer Kinetose leiden, haben später ein zwei- bis dreimal größeres Risiko, eine Migräne zu entwickeln, als normale Kontrollpersonen.

Therapie

Wesentlich ist die Vermeidung von auslösenden Faktoren wie Diätfehler (z.B. Alkohol, Schokolade oder Käse), Nikotin, Störungen des Schlaf-Wach-Rhythmus, psychischer Stress.

Als medikamentöse Therapie sind eine Prophylaxe im Intervall und eine Therapie des Anfalls möglich. Man sollte immer mit dem Patienten gemeinsam entscheiden, ob eine Prophylaxe eingesetzt wird. Wenn die Anfälle öfter als zweimal monatlich auftreten oder wenn sie auf die Anfallstherapie nicht reagieren, kann die Einführung einer präventiven Therapie überlegt werden. Dazu eignen sich vor allem β-Blocker, also Substanzen, die sonst als blutdrucksenkende Mittel eingesetzt werden. Der Wirkungsmechanismus ist nicht ganz klar, wahrscheinlich wird aber die Reizbarkeit der Nervenzellen gehemmt. Die β-Blocker bringen laut größeren Statistiken in 65 Prozent der Fälle eine gewisse Besserung. Bei einem Drittel der Fälle konnte die Zahl der Kopfschmerzepisoden auf die Hälfte gesenkt werden.

Die Therapie sollte aber zumindest sechs Wochen lang durchgeführt werden, auch wenn sie zunächst keine Wirkung zeigt. Von einer Therapie, die kürzer als zwei bis drei Wochen ist, kann allerdings keine Besserung erwartet werden.

Auch gewisse Mittel, die ansonsten bei Epilepsie gegeben werden, haben oft eine gute Wirkung gezeigt.

Im Anfall ist es möglich, einerseits nicht migränespezifische Medikamente und andererseits migränespezifische Mittel zu geben. Von der ersten Gruppe wird Acetylsalicylsäure bei Erwachsenen am häufigsten verwendet. Kinder sollten Acetylsalicylsäure nicht bekommen.

Auch wenn die Beschwerden ohne Kopfschmerzen nur aus Drehschwindel bestehen, sollte man bei Verdacht auf Migräneschwindel zunächst so vorgehen wie bei der Therapie der Migräne. Es ist in der Literatur beschrieben, dass die Diagnose oft nur durch den Erfolg der Migränetherapie gestellt werden kann.

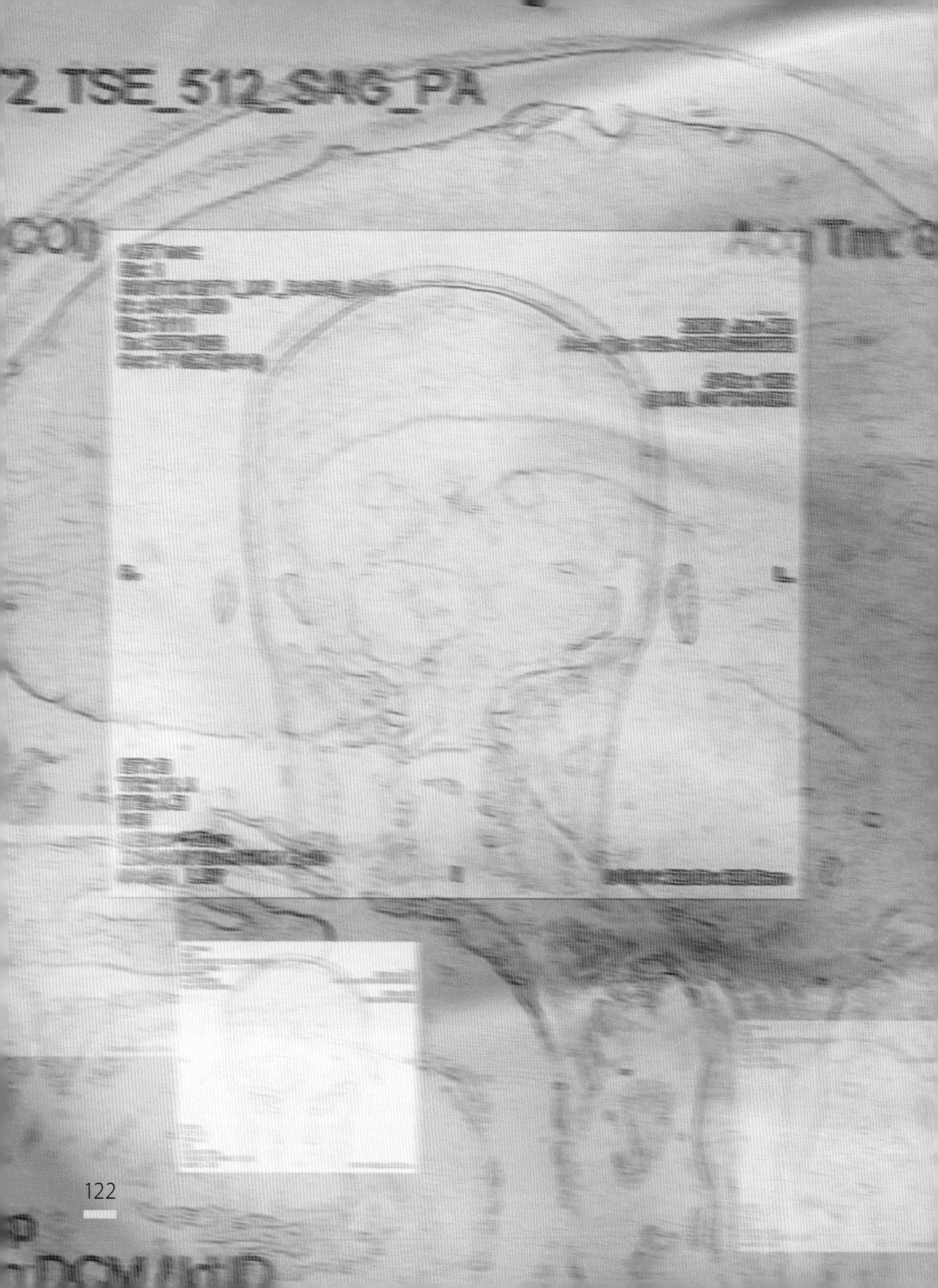
2_TSE_512_SAG_PA

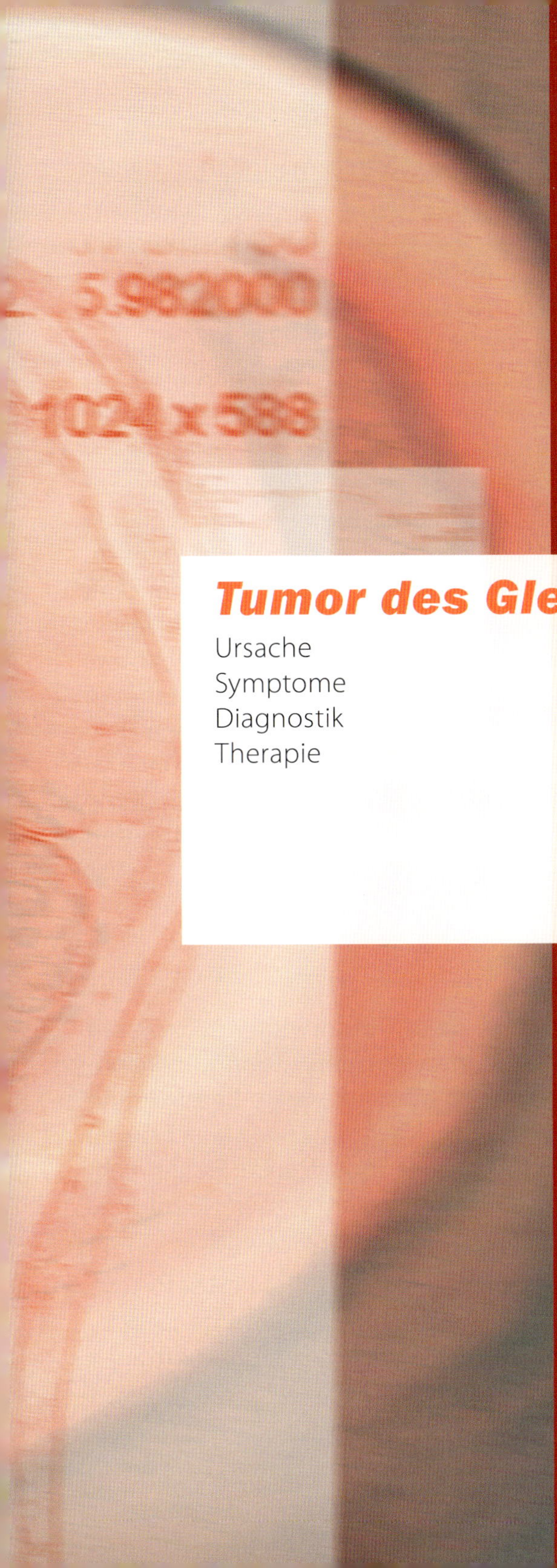

Tumor des Gleichgewichtsnervs

Ursache
Symptome
Diagnostik
Therapie

Der Gleichgewichtsnerv, der die Informationen aus dem peripheren Gleichgewichtsorgan an das Gehirn weiterleitet, verlässt das Felsenbein durch den inneren Gehörgang und zieht hier am Kleinhirn vorbei zur Brücke, einem Teil des Hirnstamms. Dieser Bereich, der sogenannte Kleinhirnbrückenwinkel, ist der häufigste Entstehungsort dieser Geschwulste. Diese fast ausschließlich gutartigen Tumoren machen etwa ein Zehntel aller Hirntumoren aus und sind daher in Bezug auf die Gesamtanzahl der Hirntumoren gesehen als relativ häufig zu bezeichnen. Die absolute Häufigkeit beträgt 1:100.000 der Gesamtpopulation. Das Wachstum dieser Tumoren wird generell als sehr langsam eingeschätzt. Untersuchungen haben gezeigt, dass eine Größenzunahme von etwa 2 mm pro Jahr erfolgt. Dies erklärt auch die sehr allmählich einsetzende, schleichende und manchmal sehr diskrete Symptomatik in den ersten Jahren. Ernste Symptome treten oft erst nach Jahren oder Jahrzehnten auf. Man weiß auch aus Verlaufskontrollen, dass spontane Stillstände des Wachstums durchaus möglich sind und gelegentlich auch über einen längeren Zeitraum keine Größenzunahme eintritt. Diese Erkenntnisse sind natürlich sehr wesentlich und hilfreich für die individuelle Therapieplanung.

Ursache

Die überwiegende Mehrzahl dieser Tumoren geht von Zellen der Nervenscheiden des Gleichgewichtsnervs, den sogenannten Schwann-Zellen, aus. Die medizinisch korrekte Bezeichnung ist daher Vestibularis-Schwannom. Die früher auch sehr weit verbreitete Bezeichnung Acusticus-Neurinom sollte heute nicht mehr verwendet werden, da die Tumoren weder Neurinome sind noch vom Nervus acusticus, dem Hörnerv, ausgehen.

Über die Entstehungsursachen wurde sehr viel geforscht. Man weiß, dass für einen Teil dieser Tumoren eine genetische Disposition vorliegt. In diesen Fällen finden sich dann oft auch multiple gutartige Hauttumoren (Neurofibrome) und Pigmentveränderungen der Haut (Milchkaffeeflecken).

In den letzten Jahren wurden zahlreiche Arbeiten veröffentlicht, die den Zusammenhang der Tumorentstehung mit Mobiltelefonen untersuchten. Dabei wurde die biologische Wirkung von elektromagnetischer Strahlung auf den Schädel untersucht. Sollte diese Strahlung tatsächlich einen schädigenden Einfluss haben, dann erscheint es naheliegend, dass die größte Wahrscheinlichkeit einer Schädigung im Bereich des Schädels vorliegen sollte, da hier die Strahlungsintensität am größten ist. Einige dieser Studien vertreten ernsthaft die Ansicht, dass ständiges Mobiltelefonieren das Erkrankungsrisiko um den Faktor drei erhöhen kann. Ob die Ergebnisse statistisch signifikant sind, kann aber auch durchaus in Frage gestellt werden, da die Expositionszeit in diesen Studien sehr kurz ist. Es gibt auch eine aktuelle dänische Arbeit zu diesem Thema, wobei hier eine Expositionszeit von zehn Jahren zugrunde gelegt wurde. Die Autoren sind zu dem Schluss gekommen, dass zur Zeit eine Tumorentstehung durch Mobiltelefone nicht eindeutig belegt werden kann.

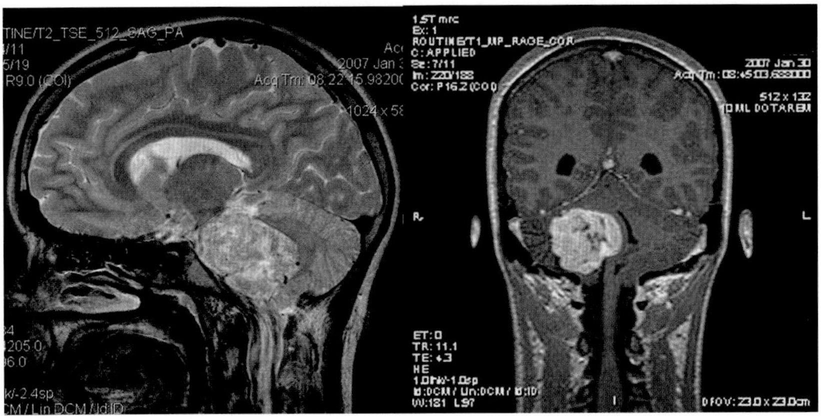

MRT-Bild eines großen Schwannoms

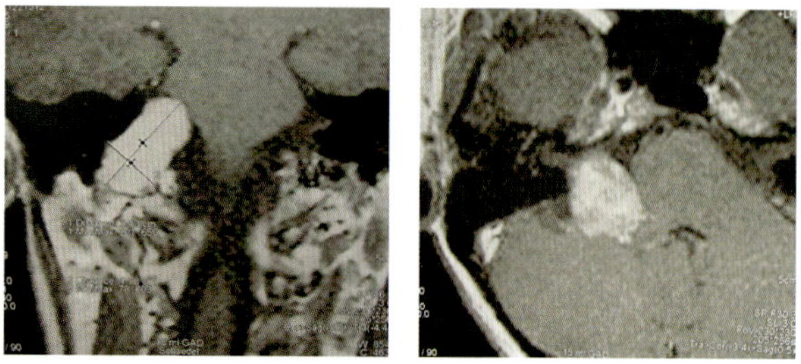

Dieser Tumor ist zwar nicht vom Gleichgewichtsnerv ausgegangen, aber hat den Hör- und Gleichgewichtsnerv komprimiert und dadurch Schwerhörigkeit und Ohrensausen verursacht. Nach der operativen Entfernung hört der Patient wieder gut.

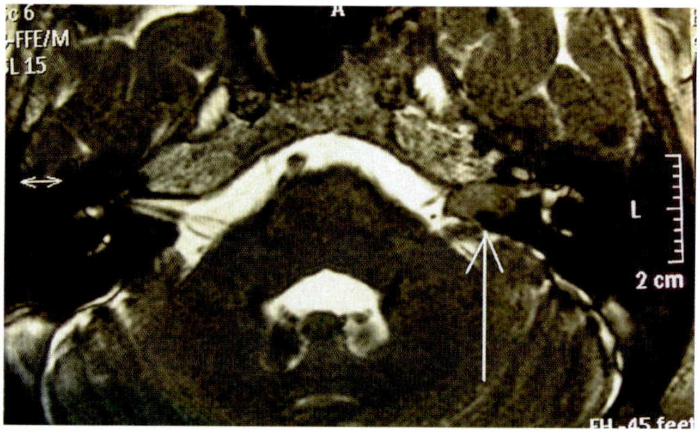

MRT-Bild eines kleinen Schwannoms

Symptome

Zum besseren Verständnis der Symptome, die dieser Tumor verursachen kann, ist es erforderlich, die Anatomie im Kleinhirnbrückenwinkel und im inneren Gehörgang in Erinnerung zu rufen. Der Gleichgewichtsnerv zieht nicht alleine durch den inneren Gehörgang, sondern gemeinsam mit dem Hörnerv und dem Gesichtsnerv. Wenn nun in dem knöchernen Kanal des inneren Gehörgangs ein Tumorwachstum im Gleichgewichtsnerv einsetzt, dann ist es verständlich, dass es damit nicht nur zu einer Schädigung des Gleichgewichtssinns, sondern auch relativ frühzeitig zu einer Funktionsstörung dieser anderen beiden Nerven kommt, da sie durch den Tumor in dem unnachgiebigen Kanal komprimiert werden.

Das bedeutet, dass sich die primären und auch frühzeitigen Symptome aus der Schädigung dieser drei Nerven im inneren Gehörgang ergeben. Die Funktionsstörung des Gleichgewichtsnervs verläuft in vielen Fällen fast unmerklich, da die zentrale Kompensation mit dem allmählichen Ausfall der Funktion Schritt halten kann, das Gehirn gewöhnt sich an den schleichenden einseitigen Funktionsverlust. Das bedeutet, dass in den meisten Fällen kein Drehschwindel vorhanden ist, sondern eher eine gewisse Unsicherheit. Meist geben die Patienten eine Koordinationsstörung beim Gehen an. So berichten sie beispielsweise, dass sie bei Spaziergängen im Wald die Bäume streifen oder dass sie beim Durchschreiten einer Tür den Türstock unbeabsichtigt berühren.

Im Vordergrund stehen aber meist die Symptome des Hörnervs. Sehr frühzeitig wird ein einseitiges Ohrgeräusch (Tinnitus) bemerkt. Da zunächst nur das Hörvermögen für hochfrequente Töne nachlässt, wird dies oft noch nicht als Schwerhörigkeit wahrgenommen. Die Patienten klagen eher über ein dumpfes, „verschlagenes" Gefühl im betroffenen Ohr. Erst wenn im Verlauf der Erkrankung die Hörstörung fortschreitet und zunehmend auch die tieferen Frequenzen erfasst werden, wird eine Schwerhörigkeit angegeben. Ein einseitiger Tinnitus und eine einseitige Hörstörung sind in den meisten Fällen die Erstsymptome, die die Patienten zu ihrem Ohrenarzt führen. Diese Symptome sind in allen Fällen sehr ernst zu nehmen und es müssen die erforderlichen Untersuchungen zur weiteren Abklärung veranlasst werden. In manchen Fällen kommt es vor, dass sich die Hörstörung nicht allmählich entwickelt, sondern plötzlich – sie erscheint dann wie ein Hörsturz. Es sollte daher auch bei einem Hörsturz an die seltene Möglichkeit eines Tumors gedacht werden, insbesondere dann, wenn sich dieser nicht vollständig zurückbildet oder wenn er wiederholt auftritt.

Häufig finden sich auch Zeichen einer Funktionsstörung des Gesichtsnervs. Dieser motorische Nerv ist für die Bewegung der mimischen Gesichtsmuskulatur erforderlich. Eine Lähmung des Nervs findet sich zwar sehr selten in den Anfangsstadien der Erkrankung, da dieser Nerv offenbar sehr widerstandsfähig ist. Allerdings treten in vielen Fällen unwillkürliche Zuckungen des ringförmigen Augenmuskels auf.

Erst bei sehr großem Tumor kommen auch andere neurologische Symptome wie Kopfschmerzen, Lähmungen, Gefühlsstörungen und Sehstörungen hinzu. In fortgeschrittenem Stadium kann es dann auch zu einer Hirndrucksteigerung und Einklemmung des Hirnstamms kommen.

Diagnostik

Das Ziel der Abklärung besteht darin, den Tumor in einem möglichst frühen Stadium bei noch sehr kleiner Tumorgröße zu erfassen. Dazu haben sich einige audiologische Verfahren etabliert, mit denen es möglich ist, eine Funktionsstörung des Hörnervs eindeutig von einer „banalen" Innenohrschwerhörigkeit abzugrenzen. In erster Linie ist dies mit der Hirnstammaudiometrie möglich (siehe Seite 40).

Durch die technische Weiterentwicklung dieser Geräte und die zunehmend bessere Software ist man heute in der Lage, Tumoren mit einer Größe über 2 cm mit sehr großer Sicherheit zu erkennen. Tumoren mit einer Größe von 1 bis 2 cm werden etwa zu 93 % mit Hilfe der Hirnstammaudiometrie erkannt. Ergibt sich nun bei diesem Verfahren ein Hinweis auf einen Tumor, dann wird üblicherweise eine Kernspintomographie des Schädels durchgeführt, mit der auch sehr kleine Tumoren zuverlässig nachgewiesen werden können.

Therapie

Es stehen drei Optionen zur Verfügung.

1. Abwartendes Verhalten unter engmaschiger Observation mittels Kernspintomographie

Zu dieser Option wird man sich vor allem dann entschließen, wenn Risikofaktoren bestehen, die eine Operation oder Strahlentherapie verbieten. Unter Berücksichtigung der sehr geringen durchschnittlichen Wachstumsgeschwindigkeit erscheint es auch im fortgeschrittenen Lebensalter vertretbar, engmaschige Kontrollen mittels Kernspintomographie durchzuführen. Bei Tumoren unter 1 cm ist es auch bei jüngeren Patienten zulässig, vorerst eine abwartende Strategie zu empfehlen, da es oft vorkommt, dass diese Tumoren auch über einen längeren Zeitraum stabil sind und kein wesentliches Größenwachstum aufweisen. Wenn im weiteren Verlauf zu einem späteren Zeitpunkt ein Größenwachstum festgestellt wird, ist ein Wechsel der Strategie sorgfältig zu evaluieren.

2. Operation

   Seit Einführung der Mikrochirurgie, des Nervenmonitorings und der Neuroanästhesie sind die Eingriffe am Kleinhirnbrückenwinkel heute bereits sehr schonend. Dadurch ist bei kleineren Tumoren die Erhaltung des Hörvermögens in 80 % und die Erhaltung der Gesichtsnervenfunktion in praktisch allen Fällen möglich.

3. Stereotaktische Bestrahlung (Gamma-Knife)

   Dabei wird das Bestrahlungszielvolumen mit speziellen Applikatoren direkt an den Tumor herangebracht. Oft ist es damit möglich, das Tumorwachstum zu stoppen, gelegentlich ist auch eine Tumorreduktion möglich. Diese Methode wird überwiegend bei Tumoren unter 2 cm, bei älteren Patienten und bei erhöhtem Operationsrisiko angewandt.

Beim Tumor des Gleichgewichtsnervs stehen die Schwindelerscheinungen im frühen Stadium oft nicht im Vordergrund, sie können sehr diskret vorhanden sein. Eine einseitige Hörstörung verbunden mit einem Ohrgeräusch (Tinnitus) kann ein sehr frühes Symptom darstellen und muss sehr sorgfältig abgeklärt werden.

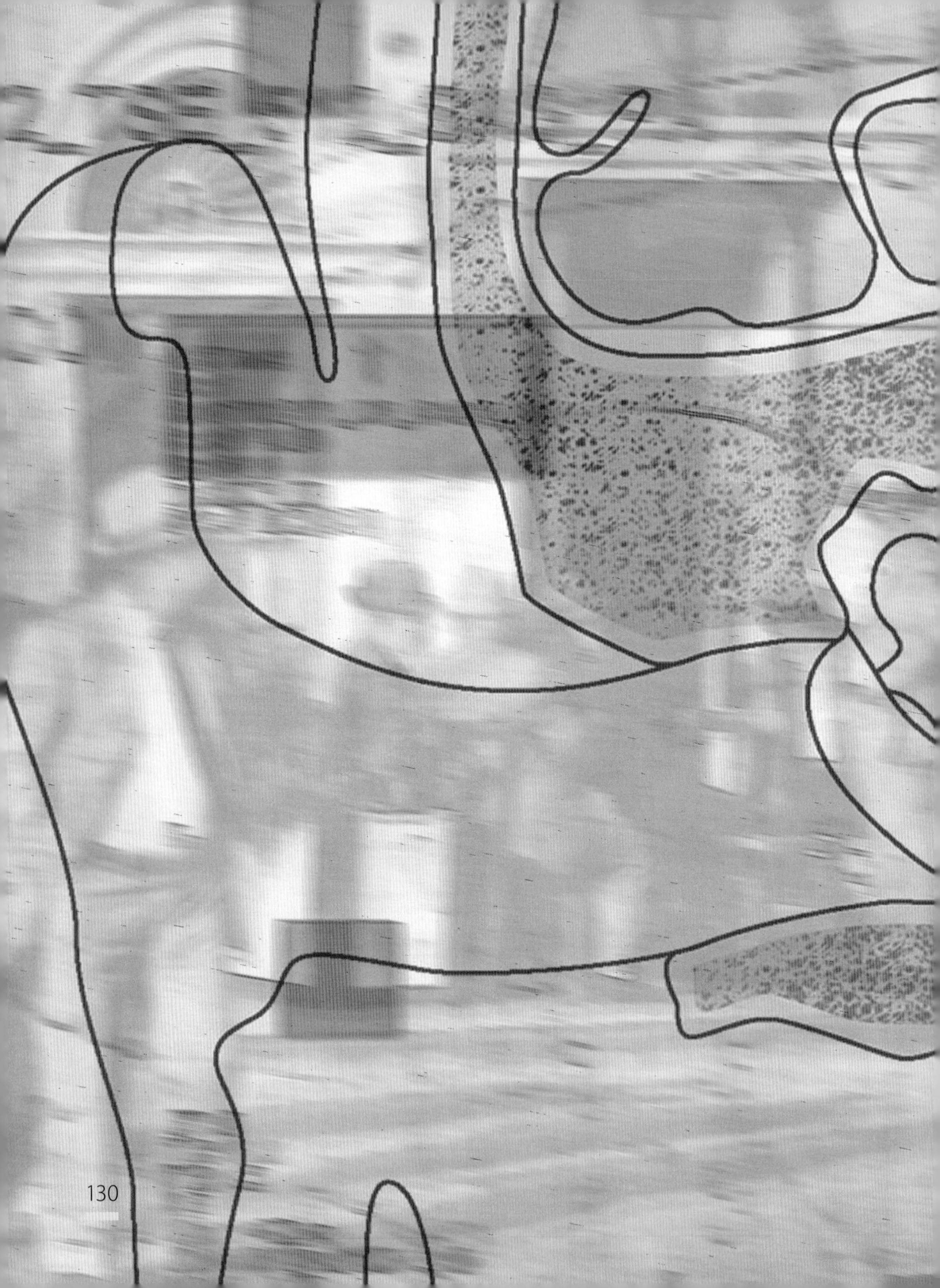

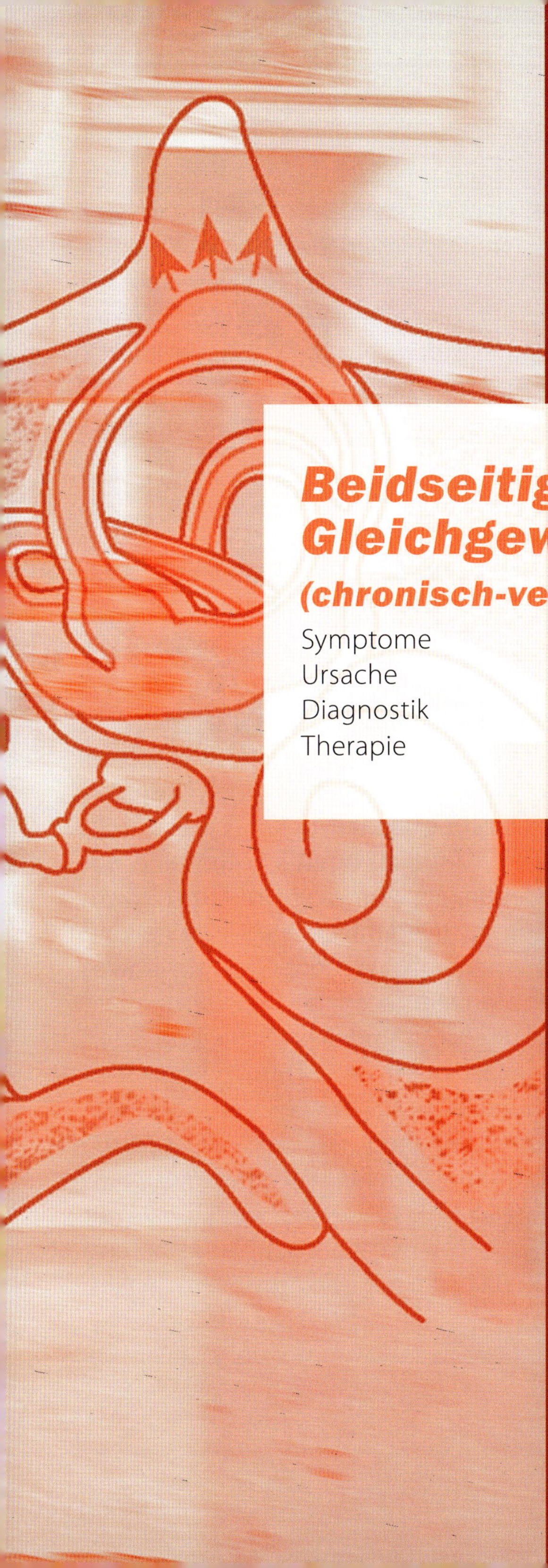

Beidseitige Unterfunktion des Gleichgewichtsorgans
(chronisch-vestibuläre Insuffizienz)

Symptome
Ursache
Diagnostik
Therapie

Der erste, der dieses Krankheitsbild beschrieben hat, war Walter Dandy, ein Neurochirurg, der die beidseitige Durchtrennung des Gleichgewichtsnervs bei schweren Fällen einer Menièreschen Erkrankung durchführte. Er konnte zwar die unerträglichen Schwindelanfälle damit unter Kontrolle halten, es stellten sich aber in allen Fällen Zeichen der chronisch-vestibulären Insuffizienz ein. Daher wird dieses Krankheitsbild auch heute noch als „Dandy-Syndrom" bezeichnet.

Symptome

Die Symptome bestehen einerseits aus einer Störung des Gleichgewichts und andererseits aus Sehstörungen. Die Gleichgewichtsstörung äußert sich aber nicht als Drehschwindel, wie beim akuten Ausfall eines Vestibularorgans, da hier ja keine Tonusdifferenz zwischen den beiden peripheren Gleichgewichtsorganen vorliegt, sondern es besteht eine ständige „Unsicherheit". Patienten mit dieser Störung klagen üblicherweise über eine Störung des Gangbildes. Sie empfinden ständig eine gewisse Unsicherheit beim Gehen, als würde der Boden schwanken. Sie weichen beim Gehen gelegentlich auf die eine und dann wieder auf die andere Seite ab. Unebenheiten am Boden können häufig nicht so ohne weiteres ausgeglichen werden und führen zu Korrekturbewegungen. Oft sind diese Schwierigkeiten beim Gehen untertags und bei guter Beleuchtung noch relativ gering und können dadurch ausgeglichen werden, dass sich die Patienten mit ihren Augen „anhalten". Das heißt, solange die optische Kontrolle durch die Augen funktioniert, tritt diese Störung noch nicht so gravierend in Erscheinung. Bei Dunkelheit jedoch bewegen sich die Patienten nur mehr sehr langsam und unsicher und versuchen, sich ständig mit den Armen anzuhalten und abzustützen. Eine typische Situation, bei der die Unsicherheit stark hervortritt, ist das Haarewaschen unter der Dusche. Bei geschlossenen Augen müssen sich die Patienten an der Wand anlehnen, damit sie nicht stürzen.

Neben dieser typischen Gangunsicherheit bestehen bei diesem Krankheitsbild Sehstörungen. Durch Ausfall des vestibulookulären Reflexes kann das Blickfeld bei raschen Kopfbewegungen nicht mehr stabilisiert werden, da die kompensatorischen Augenbewegungen in die Gegenrichtung nicht ausgelöst werden. Dies führt in der Praxis dazu, dass während einer Drehbewegung des Kopfes ein Schriftbild unscharf wird und dann nicht mehr gelesen werden kann. Diese Verringerung der Sehschärfe bei Bewegungen des Kopfes bezeichnet man auch als „Oszillopsie"; man versteht darunter ein Verrutschen des Bildes auf der Netzhaut.

Ursache

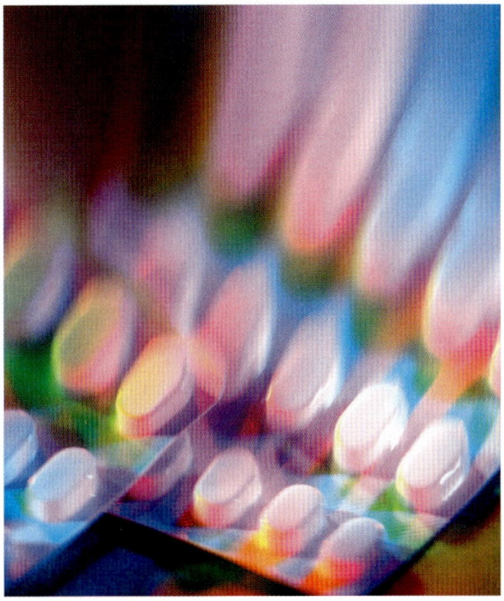

Eine mögliche Ursache ist eine toxische Schädigung des Gleichgewichtsorgans durch bestimmte Medikamente, z.B. durch Gentamycin, ein bestimmtes Antibiotikum, das für schwere Infektionen heute weltweit in großem Maße eingesetzt wird. Man hat schon lange Zeit gewusst, dass dieses Medikament ein für das Innenohr toxisches Potential besitzt. Man war aber der Meinung, dass die Schädigung von Hörorgan und Gleichgewichtsorgan parallel verläuft. Daher wurde angenommen, dass eine Innenohrschädigung rechtzeitig bemerkt werden kann, wenn man unter einer laufenden Therapie mit Gentamycin das Hörvermögen kontrolliert. So ist es heute noch in vielen Krankenhäusern üblich, während einer Therapie mit Gentamycin in regelmäßigen Abständen das Hörvermögen mit einem Audiogramm zu messen. Man hat sich darauf verlassen, dass eine beginnende Schädigung des Innenohrs durch ein

Absinken der Hörschwellen rechtzeitig nachgewiesen werden kann. Heute weiß man aber, dass Gentamycin eine selektive toxische Wirkung auf die Sinneszellen im Gleichgewichtsorgan aufweist und die Sinneszellen des Hörorgans in therapeutischer Dosierung üblicherweise nicht schädigt. Dabei kann bereits eine einzige Injektion zu einer bleibenden schweren Funktionsstörung beider Gleichgewichtsorgane führen.

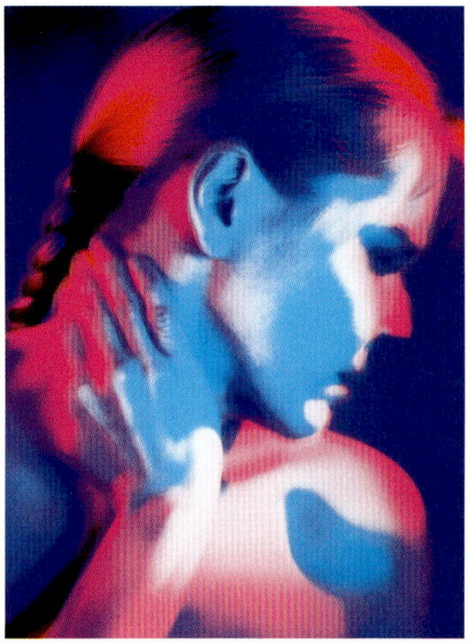

Selbstverständlich wird Gentamycin heute zumeist sehr bewusst und nur bei schweren und lebensbedrohlichen Infektionen eingesetzt. Darüber hinaus wird eine Schädigung des Gleichgewichtsorgans oft nicht sofort bemerkt. Wenn Patienten auf einer Intensivabteilung liegen oder im Rahmen von schweren Infekten ihr Krankenbett nicht verlassen können, bleibt eine Schädigung des Gleichgewichtsorgans oft unbemerkt. Erst wenn die Patienten in der Erholungsphase nach ihrer Erkrankung wieder zunehmend mobiler werden und wieder ihrer gewohnten Tätigkeit nachgehen, fallen die Schwindelerscheinungen allmählich auf und werden zur Belastung.

Es gibt auch andere Ursachen für dieses Krankheitsbild. So können bei einem Teil der Patienten mit einem einseitigen Ausfall des peripheren Gleichgewichtsorgans (Neuronitis vestibularis) die Symptome der chronisch-vestibulären Insuffizienz auftreten, wenn die zentrale Kompensation nicht ausreichend ist. Das bedeutet in der Praxis, dass der Drehschwindel nach einigen Wochen in eine Unsicherheit übergeht. Auch bei entzündlichen oder durch Verletzungen bedingten Ausfällen des Gleichgewichtsorgans (z.B. bei der chronischen Mittelohrentzündung, bei Felsenbeinbrüchen) können sich die Symptome der CVI entwickeln.

Diagnostik

Zur Abklärung wird ein einfacher, leicht durchführbarer Test eingesetzt, den man ohne technische Hilfsmittel auch selbst machen kann. Das Treten am Stand bei geschlossenen Augen (Romberg-Test) ist möglich, da die Patienten üblicherweise keine Seitendifferenz der peripheren Vestibularorgane aufweisen. Wenn man jedoch den Romberg-Test auf einer weichen Unterlage, wie zum Beispiel Schaumstoff, durchführt, tritt plötzlich eine erhebliche Unsicherheit auf. Wegen der Falltendenz ist es daher unbedingt erforderlich, dass eine weitere Person anwesend ist und eventuell unterstützend eingreift.

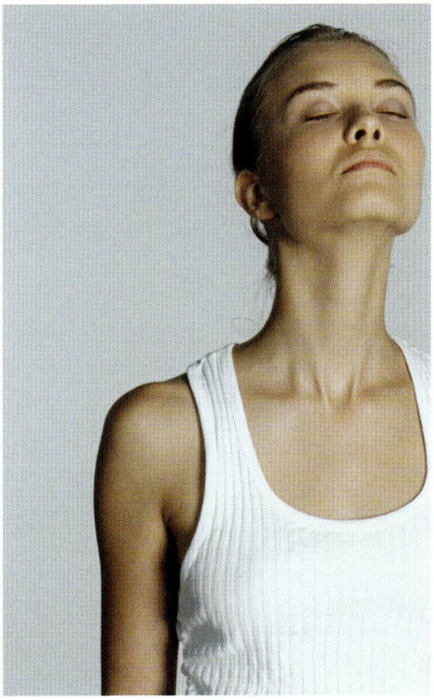

Es gibt auch etwas aufwändigere Testverfahren, die darauf beruhen, dass bei Kopfdrehungen das Blickfeld nicht mehr ausreichend stabilisiert werden kann. Man misst die Sehschärfe bei Bewegung des Kopfs. Ein Absinken der Sehschärfe bei Kopfdrehung bedeutet, dass der vestibulookuläre Reflex (VOR) und damit die raschen Blickfolgebewegungen nicht mehr ausreichend funktionieren. Oft berichten aber Patienten auch spontan, dass die Sehschärfe bei raschen Kopfdrehungen nachlässt und sie dann eine Schrift nicht mehr lesen können.

Therapie

Eine medikamentöse Therapie dieser Unterfunktion ist nicht möglich. Der wesentliche Therapieansatz ist einerseits eine exakte Aufklärung über die Art der Erkrankung und die zugrunde liegende Funktionsstörung. Die Beschwerden werden für die Patienten meist dadurch schon erträglicher, wenn sie wissen, dass es sich im Prinzip um eine „harmlose Funktionsstörung" handelt. Obwohl diese auch mit erheblichen Problemen im Alltagsleben einhergeht, sind die Patienten meistens erleichtert zu erfahren, dass nicht eine ernste oder gefährliche Erkrankung, wie z.B. eine Durchblutungsstörung im Gehirn oder ein Tumor, dahintersteckt. Es ist sehr wichtig, dass die Patienten das Wesen der Erkrankung verstehen. Dann können sie im Alltagsleben bestimmte Situationen vermeiden, in denen Schwindel auftritt. So können sie etwa bei Dunkelheit darauf achten, sich anzuhalten oder entlang einer Wand zu gehen. Sie werden vermeiden, auf unsicherem oder nachgiebigem Boden zu gehen. Sie werden lernen, verstärkt die optische Kontrolle einzusetzen, sich gewissermaßen mit den Augen „anzuhalten".

Neben der ausführlichen Information über diese Störung kann auch ein aktives Schwindelübungsprogramm angeboten werden. Dieses beruht im Wesentlichen darauf, dass bestimmte Bewegungsabläufe eingeübt und damit „vorprogrammiert" werden. So werden hier bestimmte Bewegungen des täglichen Lebens, wie Aufstehen, Umdrehen oder Gehen bei zunehmendem Schwierigkeitsgrad eingeübt. Zunächst werden diese Übungen auf fester Unterlage eingeübt, was für die Patienten meist noch keine wesentliche Schwierigkeit darstellt. Bei verbesserter motorischer Koordination („Programmierung der Abläufe") werden diese Übungen dann auf einer weichen Unterlage, auf einer mobilen Platte oder in Dunkelheit durchgeführt, bis schließlich auch hier die Bewegungsmuster „automatisch" ablaufen. Durch konsequentes Training ist in den meisten Fällen eine wesentliche Erleichterung der Krankheitssymptome möglich.

Eine ständige Unsicherheit, die bei Dunkelheit oder schwierigen Bodenverhältnissen (etwa auf einer weichen Unterlage) zunimmt, ist ein sicheres Indiz für eine beidseitige Funktionsstörung des Gleichgewichtsorgans. Eine Information über das Wesen der Erkrankung ist in vielen Fällen schon eine „halbe Heilung". Ein spezielles Schwindelübungsprogramm bringt eine deutliche Besserung der Symptome.

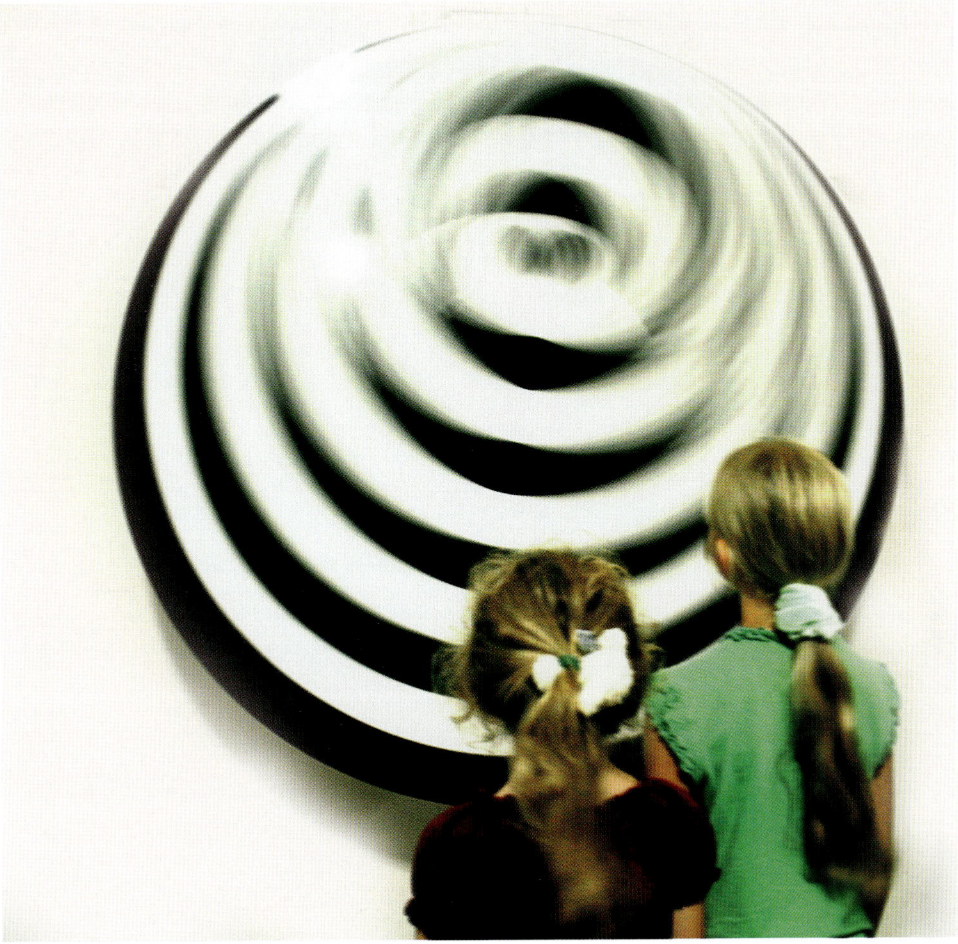

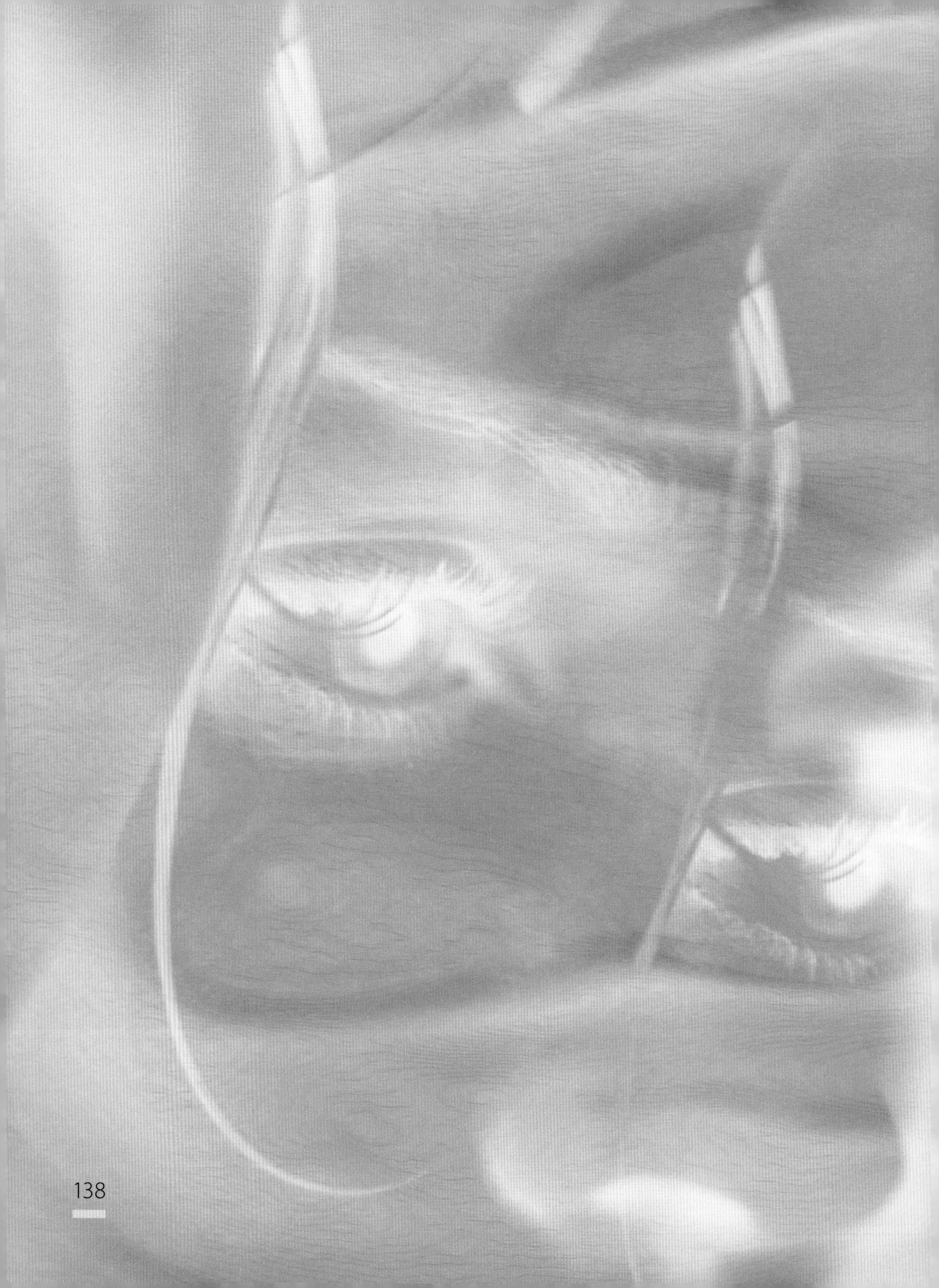

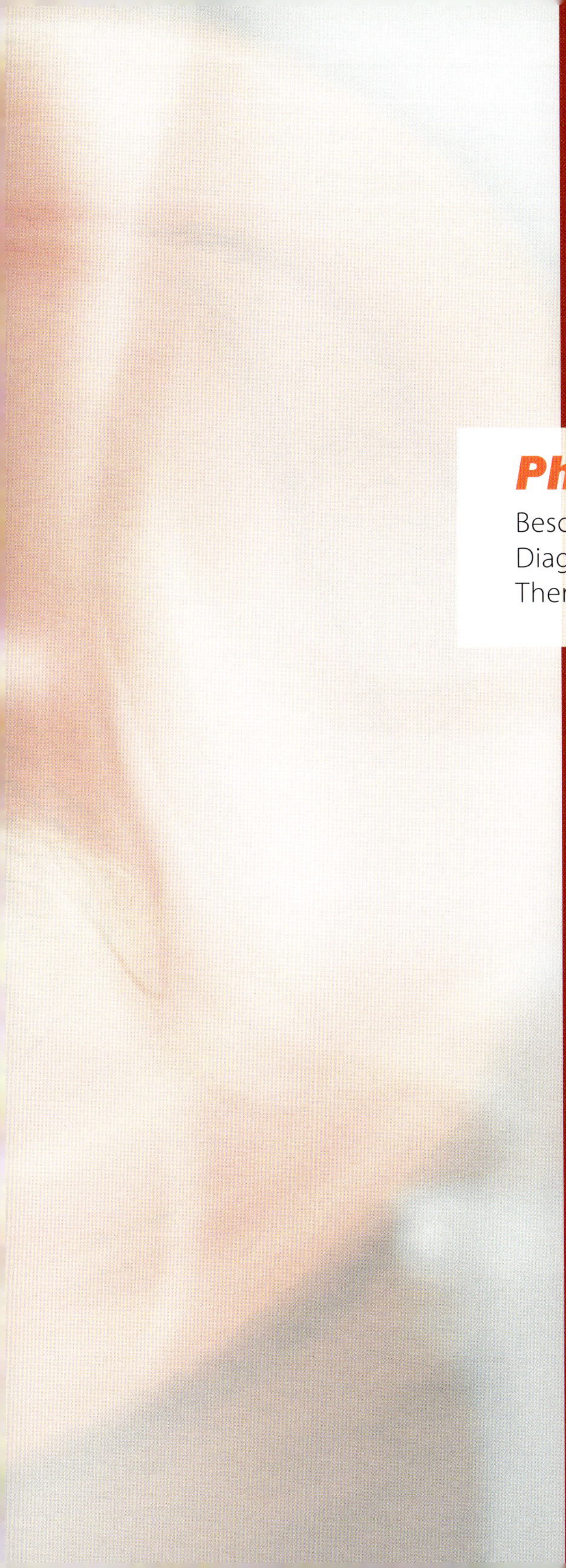

Phobischer Schwindel

Beschwerden
Diagnose
Therapie

Ein starker Schwindelanfall wird von den Betroffenen meistens als sehr Furcht erregend erlebt. Die Patienten befürchten, dass es sich um einen Schlaganfall oder Herzinfarkt handelt, oft haben sie sogar Angst, sterben zu müssen. Die Beschwerden werden als äußerst geheimnisvoll geschildert, die Patienten können sich die Ursache des Schwindels nicht erklären.

Bei manchen Patienten bleiben die Angstgefühle nach Abklingen des Schwindels bestehen: „Vielleicht kommen die Beschwerden wieder, sie sind ja schließlich beim letzten Mal auch aus dem heiteren Himmel aufgetreten" – so die weit verbreitete Meinung. Noch eher manifestiert sich dieses Angstgefühl, wenn der Schwindel die Persönlichkeit der Patienten oder deren Beruf beeinträchtigt. So kann sich etwa bei Patienten, die im Beruf und im Alltagsleben zuverlässig sein müssen und sich selbst stark unter Leistungsdruck stellen, die außerdem befürchten, im Falle eines Krankenstandes viel zu verlieren, leicht ein Angstgefühl entwickeln. Hat sich das Angstgefühl einmal im Unterbewusstsein etabliert, bewirkt es in weiterer Folge eine gewisse motorische Unsicherheit. Viele bewegen sich dann äußerst vorsichtig, um einem neuerlichen Schwindelanfall vorzubeugen. Die Folge: Die Patienten werden noch ängstlicher, so entsteht ein Teufelskreis, eine Spirale des phobischen Schwindels.

Fallbeispiel: Ein 40-jähriger Unternehmer mit zwölf Angestellten klagt über immer wiederkehrende Schwindelbeschwerden. Er steht berufsbedingt unter großer Belastung und war deswegen bereits einmal ins Krankenhaus eingewiesen worden – akuter Flüssigkeitsmangel, so lautete die Diagnose. Seine aktuellen Schwindelbeschwerden schildert er als Schwankschwindel, begleitet von Magenschmerzen. Die Beschwerden treten häufig bei bestimmten Anlässen wie Firmenfeiern oder Arbeitsessen auf, so dass der Patient im Vorfeld solcher Anlässe allmählich die Angst vor einem Wiederauftreten entwickelt. Eine ärztliche Untersuchung attestiert ihm körperliche Gesundheit. Es wird erstmals auf die psychische Ursache seiner Schwindelbeschwerden hingewiesen. Nach dem Arztbesuch fühlt er sich erleichtert. Auch der Schwindel bessert sich danach, er weiß nun, dass er sich mehr Ruhe gönnen sollte. Er denkt außerdem an die Inanspruchnahme professioneller Hilfe, etwa in Form von Antistresstraining oder Psychotherapie.

Beschwerden

Typische Beschwerden von Patienten mit phobischem Schwindel sind Unsicherheitsgefühl, sekundenlanges Drehgefühl oder Bewegungsunsicherheit für den Bruchteil einer Sekunde bei bestimmten Kopfbewegungen oder ständige Unsicherheit bei Belastungen. Diese Beschwerden sind niemals mit Übelkeit oder Erbrechen verbunden und gehen so gut wie immer ohne Stürze einher. Obwohl die Anfälle auch spontan auftreten können, gibt es bei bestimmten Patienten auslösende Situationen (Anstellen im Supermarkt, Sitzen in der Kirchenbank, Fahren auf einer langen, geraden monotonen Autobahn). Meistens handelt es sich um Situationen, aus denen sich der Patient nicht leicht befreien kann. Den Patienten wird „schwindlig", sie werden schwach, müssen beim Fahren anhalten oder sich hinsetzen. Oft geht es ihnen in der Früh besser (im Gegensatz zum Lagerungsschwindel, der gleich nach dem Aufstehen am stärksten auftritt). Später dann, mit der Belastung am Arbeitsplatz, kommen auch die Beschwerden.

Oft leiden die Patienten jahrelang unter den Beschwerden. Die Erkrankung steht in engem Zusammenhang mit Depressionen, Panikattacken und verschiedenen Phobien.

Diagnose

Sehr oft gehen Patienten mit phobischem Schwindel von Arzt zu Arzt, dabei werden auch verschiedene geringfügige Veränderungen gefunden (z.B. eine Veränderung der Halswirbelsäule), die dann das subjektive Krankheitsgefühl verstärken. Untersuchungen des Gehirns (Schädel-Magnetresonanz und neurologische Untersuchungen) sind meistens ganz normal und unauffällig, Veränderungen der Gleichgewichtsorgane sind nicht nachzuweisen. Phobischer Schwindel wurde in den letzten Jahren sehr häufig wissenschaftlich untersucht. Er kommt offenbar öfter vor, als Ärzte noch vor Jahren vermutet haben. Es wurde mehrmals versucht, Untersuchungsergebnisse zu finden, die mit dieser Diagnose kompatibel wären. Es gibt jedoch noch kein Verfahren, mit dessen Hilfe der phobische Schwindel instrumentell einwandfrei nachgewiesen werden könnte.

Therapie

Wenn der Patient dem untersuchenden Arzt vertraut, dann genügt meistens ein ausführliches Gespräch zwischen beiden, um eine Besserung oder sogar Beschwerdefreiheit zu erzielen. In diesem Gespräch sollte der Arzt auf die normalen Gleichgewichtsbefunde und den unauffälligen neurologischen Status hinweisen und dem Patienten vor Augen führen, dass es trotz Schwindelgefühls nie zur Übelkeit oder zu Stürzen kommt. Es ist überraschend, wie viel Positives eine Befundbesprechung bewirken kann. Aus der wissenschaftlichen Literatur ist bekannt, dass nach Gesprächen bei 70 Prozent der Patienten eine Besserung, bei 20 Prozent sogar eine Beschwerdefreiheit erreicht werden konnte. Nach dem Therapiegespräch versuchen die Patienten, das Schwindelgefühl in den Hintergrund zu drängen und trotz eines Krankheitsgefühls den alltäglichen Aktivitäten nachzugehen. Meistens ist keine medikamentöse Therapie notwendig, obwohl es im Prinzip möglich wäre, Antidepressiva zu verabreichen. Auch ein spezielles Gleichgewichts-Rehabilitationstraining mit beweglichen Plattformen hat sich als effektiv erwiesen.

Zu guter Letzt

Internistische Ursachen des Schwindels
Der sogenannte zervikale Schwindel
Schwindel im Alter
Begleiterscheinungen von Schwindel und mögliche Folgen
Schwindel und Tinnitus
Schwindel und Fahrtauglichkeit

Internistische Ursachen des Schwindels

Internistische Ursachen verursachen meistens Unsicherheit, selten Drehschwindel. Die Patienten erwähnen zwar „Schwindel", meinen aber oft „Schwarzwerden vor den Augen" oder „als wäre ich betrunken". Im ersten Fall handelt es sich meistens um eine Synkope (akute, kurz andauernde Bewusstseinsstörung, die durch einen vorübergehenden Sauerstoffmangel im Gehirn verursacht wird). Diese wird meistens durch Herzrhythmusstörungen ausgelöst.

Neuere Daten in der Literatur weisen darauf hin, dass Herzkrankheiten öfter kurze Drehschwindelanfälle verursachen können als früher angenommen. In einer großen Studie wurden Patienten mit Herz-Kreislauf-Leiden befragt. Von Patienten, welche neben Herzproblemen über Schwindel und Unsicherheit klagten, hatten 63 % Drehschwindel mit Unsicherheit und 37 % nur Drehschwindel ohne Unsicherheit. Diese Daten zeigen uns die Wichtigkeit einer genauen Untersuchung (eventuell Herz-Ultraschall und Langzeit-EKG) bei kurzen, wiederkehrenden Drehschwindelanfällen.

Bei der „orthostatischen Hypotonie" handelt es sich um eine Mangeldurchblutung. Beim Aufstehen reicht der Blutdruck nicht aus, die Höhenunterschiede des Kopfes zu kompensieren, es entsteht ein Schwarzwerden vor den Augen. Auch bei Blutarmut, Blutzuckerabfall, bei starkem Durchfall und bei Einnahme verschiedener Medikamente können diese Beschwerden auftreten.

Die Benommenheit oder Unsicherheit wiederum hat eher andere Ursachen. Oft kommt es vor, dass die Funktion der peripheren Nerven beeinträchtigt ist. Das ist zum Beispiel häufig bei der Zuckerkrankheit der Fall. Dann fehlen die wichtigen Informationen aus den Gliedern, es entsteht eine ständige Unsicherheit. In der Schwindelambulanz bereiten die internistischen Ursachen meistens keine diagnostischen Schwierigkeiten.

Der sogenannte zervikale Schwindel

Vielleicht ist Ihnen bereits aufgefallen, dass unter den Krankheitsbildern mit Schwindel (siehe Seite 12ff.) der sogenannte „zervikale" Schwindel – also Schwindel, der von der Halswirbelsäule (HWS) ausgeht – nicht aufgelistet ist. Das hat seinen Grund. Denn in der Vergangenheit wurde diese Diagnose zwar oft gestellt, heute ist aber der zervikale Schwindel sehr umstritten. Es scheint sogar so zu sein, dass es gar keinen richtigen, länger andauernden Drehschwindel gibt, der von der HWS ausgeht. Möglich ist allerdings eine leichte Unsicherheit oder ein für einige Sekunden lang anhaltender Drehschwindel, hauptsächlich nach einem HWS-Trauma (Schleudertrauma). Diese Schwindelerscheinungen sind aber mit Schmerzen im Nacken und Rückenbereich verbunden. Länger dauernde Drehschwindelanfälle dagegen können laut wissenschaftlicher Literatur immer auf andere, plausiblere Ursachen zurückgeführt werden.

Es gibt in den Gelenken und Muskeln der HWS viele Sinneszellen, die das Gehirn über die Bewegungen und Lage des Kopfes informieren. Die Betäubung dieser Sinneszellen und deren Nerven in Tierexperimenten verursacht Nystagmus, also Augenbewegungen, als würde sich das Tier drehen. Es gibt auch einen zervikalen Nystagmus, der gelegentlich auch beim Menschen auslösbar ist: man muss dazu den Kopf der Versuchsperson fixieren und den Körper in einem Drehstuhl in Dunkelheit hin und her drehen. Dieser Reflex ist aber bei normaler Gleichgewichtsfunktion sehr schwach und nicht immer auslösbar, die zervikale Ursache des Schwindels also nicht eindeutig haltbar.

Manche Autoren können ganz gut mit diesem Reflex arbeiten, andere wiederum, wie z.B. die Wissenschafter der berühmten Johns-Hopkins-Universität in den USA, kamen zu keinen zuverlässigen Ergebnissen. Andere Forscher haben versucht, den Reflex mittels Anästhesie auszuschalten, um dessen physiologische Rolle zu erforschen. Hier sind die Ergebnisse auch nicht eindeutig. Eine angesehene Forschungsgruppe in München konnte keine Veränderung der Gleichgewichtsfunktionen nach

Ausschaltung der zervikalen Sinneszellen nachweisen, andere haben mit komplizierten Messverfahren leichte Unterschiede zeigen können. Es gibt auch Ergebnisse von Versuchen mit Patienten auf beweglichen Plattformen. Wenn sich Patienten mit schmerzhaften HWS-Beschwerden, bei denen ein zervikaler Schwindel vermutet wird, auf bewegliche Platten stellen und durch Vibrationen stimuliert werden, können sie anscheinend langsamer ihre Position stabilisieren als gesunde Leute.

Auch die Beschwerden der Patienten weisen oft scheinbar auf eine HWS-Genese der Schwindelbeschwerden hin: Zum Beispiel beim Lagerungsschwindel beschreiben sie oft das Gefühl, als würde der Schwindel aus dem Nacken ausgehen, es „zieht dort so stark", wenn der Schwindel kommt. Dieses Gefühl kann aber täuschen. Die Gleichgewichtsorgane verändern den Spannungszustand der gesamten Muskulatur, und in der Tat sind sie während des Lagerungsschwindels für die Anspannung der HWS-Muskulatur und für das Schwindelgefühl verantwortlich – und nicht umgekehrt. Orthopädische Veränderungen der HWS sind bei Schwindelpatienten oft nachweisbar, sie sind aber wahrscheinlich selten für Schwindelbeschwerden verantwortlich.

Es ist wahrscheinlich möglich, dass nach einem schmerzhaften HWS-Trauma oder schweren rheumatologischen HWS-Erkrankungen kurze Unsicherheit oder gar Sekunden-Drehschwindel auftritt. In solchen Fällen hilft eine Physiotherapie der Halswirbelsäule fast immer. Allerdings haben Drehschwindelanfälle, die länger als einen Bruchteil der Sekunde dauern, eher eine andere Ursache. Wenn diese nach einem Schleudertrauma der HWS auftreten, dann sollte man unbedingt an eine Läsion der Kopfschlagader, Einblutungen in das Gleichgewichtsorgan oder ein Ablösen der Otolithen (Lagerungsschwindel) denken.

Schwindel im Alter

Mit zunehmendem Alter werden gewisse Schwindelursachen (z.B. Migräne oder Seekrankheit) seltener, andere jedoch häufiger (z.B. gutartiger Lagerungsschwindel, Durchblutungsstörungen).

Aufgrund der Multimorbidität alter Menschen treten häufig diagnostische Schwierigkeiten auf, das heißt, es ist schwierig, aus den nebeneinander existierenden Veränderungen die tatsächliche Ursache für die Schwindelbeschwerden eruieren zu können. Im Alter von über 65 Jahren haben mehr als 30 Prozent der Menschen Schwindelbeschwerden, bei den Über-75-Jährigen werden sie zum häufigsten Problem, mit dem die Patienten zum Arzt kommen. Große Statistiken nennen den Lagerungsschwindel oder durchblutungsbedingte Störungen (vor allem wenn andere kardiovaskuläre Risikofaktoren bestehen, wie Bluthochdruck oder erhöhte Blutfette) als Hauptursache. In 60 bis 70 Prozent der Fälle ist es bei den über 65-Jährigen nicht möglich, die genaue Ursache des Schwindels (vor allem der Unsicherheit) festzustellen. Deswegen hat sich für diese Fälle der Begriff „Presbyastasie" etabliert.

Anscheinend handelt es sich hierbei um ein Zusammenspiel von mehreren Faktoren. Die Anzahl der Haarzellen im Gleichgewichtsorgan und der Nervenzellen, die die Reize zum Gehirn leiten, nehmen ab. Außerdem fallen Informationen, die von den Gliedern kommen, aufgrund von Gelenksproblemen und Polyneuropathie zum Teil aus. Aus diesem Grund müsste sich der Patient mehr auf die visuellen Informationen stützen. Diese nehmen jedoch durch schlechtes Sehen auch ab. Der Muskeltonus und die Muskelkraft nehmen ebenfalls ab, das erschwert die kompensatorischen Bewegungen. Die Patienten merken dies und werden noch unsicherer.

Der medizinischen Literatur zufolge ist es schwer, bei der Presbyastasie eine Besserung zu erreichen. Es ist daher wichtig, die Ursachen einzeln zu analysieren und zu bekämpfen. Auf alle Fälle gilt: Wenn ältere Menschen an Drehschwindel leiden, dann ist dieser unbedingt abzuklären. Meistens handelt es sich um einen Lagerungsschwindel, der wiederum gut zu therapieren ist. Wenn allerdings der Lagerungsschwindel unbehandelt bleibt und die Patienten statt dessen die den Schwindel auslösenden Bewegungen vermeiden, dann kann sich diese Störung für längere Zeit etablieren und bei unbewusstem, schnellem Wechseln der Kopflage Drehschwindel und Stürze verursachen.

Begleiterscheinungen von Schwindel und mögliche Folgen

Schwindel und Stürze

Es ist nicht nur wichtig, die Ursachen des Schwindels im Alter einzeln zu analysieren, sondern auch den Ursachen von Stürzen bzw. von Sturzattacken nachzugehen, die nicht selten als Folge der Schwindelanfälle auftreten. Immerhin erfolgen bis zu neun Prozent aller Notfallkonsultationen aufgrund von Stürzen. Freilich gibt es zumeist handfeste Sturzursachen, wie ein Stolpern über Hindernisse. Doch für einen nicht unbeträchtlichen Teil der Stürze gibt es keine unmittelbare Erklärung. Fest steht jedoch, dass es in zehn bis fünfzehn Prozent aller Stürze zu ernsthaften Verletzungen kommt und in fünf bis zehn Prozent zu Knochenbrüchen.

Wir haben im Kapitel über Morbus Menière (ab S. 90) erfahren, dass es bei dieser Erkrankung der Gleichgewichtsorgane neben heftigen Drehschwindelattacken mit Übelkeit, Ohrensausen und Erbrechen auch zu Stürzen kommen kann. Häufig sogar ohne Vorwarnung, ausgelöst durch einen plötzlichen Tonusverlust der Muskulatur. Die Patienten schildern ein plötzlich einsetzendes Gefühl, auf den Boden geworfen, gezogen oder gestoßen zu werden. Solche Attacken können durch die im Kapitel über die Menièrsche Krankheit genannte intratympanale Gentamycin-Therapie erfolgreich gestoppt werden.

Auch eine akut auftretende Neuronitis vestibularis (siehe S. 97) sowie eine Migräne können mit einer starken Gangunsicherheit einhergehen und daher zu Stürzen führen. Tritt die plötzlich auftretende Gangunsicherheit und Sturzneigung allerdings nur mit leichtem Schwindel auf, könnte die Ursache im Gehirn des Patienten und nicht im Gleichgewichtsorgan liegen, was abgeklärt werden sollte.

Der Vollständigkeit halber sei erwähnt, dass auch Schwindelerkrankungen wie ein Normaldruck-Hydrocephalus oder Tumoren in der hinteren Schädelgrube die Sturzneigung erhöhen.

Andere Sturzursachen

Plötzlich auftretende unerklärliche Stürze können auch Herzrhythmusstörungen und andere kardiovaskuläre Erkrankungen als Ursache haben. Von Parkinson-Patienten ist bekannt, dass sie im Vergleich zu gesunden Gleichaltrigen ein doppelt so hohes Sturzisiko aufweisen. Bei einer hohen Sturzfrequenz in jungen Jahren bzw. bei Stürzen, die sich nur in Anwesenheit von Drittpersonen ereignen, können psychogene Ursachen wie psychiatrische Vorerkrankungen dahinterstecken.

Angesichts der hohen Zahl an Ereignissen (Stürze machen wie beschrieben bis zu neun Prozent der Notfallkonsultationen aus), der Schwere der Folgen (ernsthafte Verletzungen wie Frakturen), die damit einhergehende Beeinträchtigung der Lebensqualität und nicht zuletzt die durch Stürze und deren Folgen entstehenden erheblichen Gesundheitskosten lassen es als sinnvoll erscheinen, eine umfassende Abklärung der verschiedenen Sturzursachen vorzunehmen.

Schwindel und Tinnitus

Schwindelattacken können mit Ohrensausen einhergehen – wie wir es zum Beispiel im Symptomkatalog zu Beginn des Buches erwähnt haben. Ohrensausen wird in der Fachsprache als Tinnitus bezeichnet, von Lateinisch tinnire = klingeln. Tatsächlich nehmen die Betroffenen subjektiv Geräusche wahr, die einem Klingeln ähneln. Oder einem anhaltenden Sausen, Pfeifen, Rauschen, Zischen, Klopfen usw. Diese Geräusche werden in vier Schweregrade eingeteilt (von I = wenig belastend bis IV = schwere Beeinträchtigung, die bis zur Arbeitsunfähigkeit führen kann).

Die Ohrgeräusche können manchmal als Vibration mit einem Mikrophon erfasst werden, in diesen Fällen sprechen wir von einem objektiven Tinnitus. Solche Phänomene können durch Gefäßtumore oder Arterieneinengungen verursacht werden, dabei hören die Patienten die Geräusche der Blutströmung. Knacksende Geräusche wiederum können durch unwillkürliche Zuckungen der Mittelohrmuskeln (= Tic) ausgelöst werden.

Von subjektivem Tinnitus sprechen wir, wenn keine objektiv messbaren Geräusche vorliegen. In diesen Fällen handelt es sich meistens um eine neurale Aktivität in der Hörbahn, die oft wegen einer Hörverminderung auftritt. Aus heutiger Sicht entspricht der Tinnitus dann einem Phantomschmerz – die Hörschwelle ist schlechter, in einem bestimmten Frequenzbereich fehlen die Reize und dementsprechend wird im Gehirn ein Warnsignal ausgelöst: Tinnitus.

Auch verschiedene Medikamente können Ohrgeräusche hervorrufen, ebenso ein Hörsturz, ein Knalltrauma, aber auch psychische Faktoren wie Stress können die subjektive Wahrnehmung von Ohrgeräuschen begünstigen.

In unserem Zusammenhang ist von Bedeutung, ob Tinnitus in Verbindung mit Schwindel auftritt. Wenn Tinnitus bei Schwindelattacken einseitig auftritt, kann die Menièrsche Krankheit dahinterstecken (der Tinnitus wird während des Anfalls stärker) oder ein Tumor des Gleichgewichtsnervs. Schwindel und beidseitiger Tinnitus könnten im Migräneanfall auftreten.

Wenn beidseitiger Tinnitus im Alter chronisch auftritt, kann dies meistens mit der Altersschwerhörigkeit erklärt werden, also mit einer beidseitigen Hochtonhörverminderung. Wenn das Ohrensausen ohne Schwindel auftritt, dann wird es meistens abgeklärt, etwa durch eine Magnetresonanztomographie des Schädels, um eine lokale Ursache ausschließen zu können.

In vielen Fällen ist Tinnitus hartnäckig und kann nicht erfolgreich medikamentös therapiert werden. Oft gewöhnen sich die Betroffenen aber daran, indem sie einfach „nicht hinhören". Dies ist für viele Personen eine sehr effektive Methode, um den Tinnitus „abzuschalten".

Schwindel und Fahrtauglichkeit

Schwindelkrankheiten können ein Grund sein, dass Betroffene für einen bestimmten Zeitraum die gesundheitliche Eignung zum Lenken eines Fahrzeugs verlieren (wie es zum Beispiel bei Epilepsie der Fall ist). Patienten mit Schwindelanfällen sollten bis zur Anfallsfreiheit (und für eine Zeit darüber hinaus) kein Fahrzeug lenken, nicht in der Höhe arbeiten und keine schweren Maschinen bedienen. Bei Morbus Menière ist das besonders wichtig, da es bei dieser Krankheit zu plötzlichen Sturzanfällen kommen kann.

Glossar zu den physiologischen Grundlagen und Untersuchungsmethoden

Anamnese: Arzt fragt Patienten nach Beschwerden, um zu einer Diagnose zu gelangen – Seite 37.

Bogengänge: Die drei Bogengänge sind Teil des Gleichgewichts- oder Vestibularorgans. In ihnen werden die Drehbewegungen des Kopfes gemessen – Seite 21.

Computertomographie: Radiologische Untersuchungsmethode mit geringer Strahlenbelastung, bei bestimmten Schwindelproblemen besonders geeignet für die Untersuchung von knöchernen Strukturen – Seite 50.

Elektrokochleographie: Untersuchungsmethode, vor allem bei Morbus Menière. Dabei wird eine Elektrode bis zum Trommelfell eingeführt zur Messung der elektrischen Vorgänge und Flüssigkeits-Druckverhältnisse im Hörorgan – Seite 41.

Endolymphe: Innere Flüssigkeit in dem Hör- und Gleichgewichtsorgan – Seite 23.

Haarzellen: Die eigentlichen Messinstrumente im Hör- und Gleichgewichtsorgan – Seite 21 f.

Hirnstammaudiometrie: Untersuchungsmethode zur Auffindung von Erkrankungen des Hörnervs und der Hörbahn – Seite 40.

Kalorische Prüfung: Untersuchungsmethode in Form von Spülungen der äußeren Gehörgänge – Seite 48.

Kopf-Impuls-Test: Untersuchungsmethode, um mithilfe von Augenbewegungen die Funktion des Gleichgewichtsorgans zu überprüfen – Seite 46.

Magnetresonanztomographie (Kernspintomographie): Radiologische Untersuchungsmethode zur Darstellung bestimmter Hirnareale, ohne Strahlenbelastung, besonders geeignet für die Untersuchung flüssigkeitsgefüllter Strukturen – Seite 50.

Nystagmus: Zitternde Augenbewegungen, die zur Diagnose bestimmter Schwindelerkrankungen herangezogen werden – Seite 30.

Otolithen: Ohrsteinchen, die sich in den Otolithenorganen befinden und die bei der Messung der vertikalen und horizontalen Bewegung eine bedeutende Rolle spielen – Seite 24.

Otolithenorgane: Die beiden Otolithenorgane Sacculus und Utriculus sind für die Messung der vertikalen und horizontalen Bewegung zuständig – Seite 24.

Ruheaktivität: Elektrische Impulse, die auch bei Ruhe, wenn also der Kopf nicht bewegt wird, von den Gleichgewichtsorganen an das Gehirn geleitet werden – Seite 26.

Sacculus: Jener Teil des Gleichgewichtsorgans, der zur Messung der vertikalen Beschleunigung dient – Seite 24.

Stimmgabel: Gerät zur Durchführung einer Hörprüfung – Seite 39.

Tonaudiometrie: Untersuchungsmethode mit Kopfhörern zur Eruierung der Hörschwelle – Seite 39.

Utriculus: Jener Teil des Gleichgewichtsorgans, der zur Messung der horizontalen Beschleunigung und Kopfneigung dient – Seite 24.

VEMP oder Vestibulär evozierte myogene Potenziale: Untersuchungsmethode; mit Hilfe von Elektroden wird die Funktion des Sacculus überprüft – Seite 42.

Vestibularorgane: Auch Gleichgewichtsorgane genannt. Dazu gehören die drei Bogengänge sowie die beiden Otolithenorgane – Seite 20.

Abbildungsnachweis:

Bauer, Wolfgang: 40, 47 oben, 88, 93

Bodor, Zoltán: 21, 22, 23, 24, 25, 26, 27, 29, 41, 42, 43, 44, 45, 47 unten, 49, 75 links, 87, 94, 95

https://pixabay.com/de/: 5 (heliofil), 90 (WhyCheese)

Medizin populär: 20

PhotoAlto: 31, 33, 79, 101, 110/111, 117, 135

PhotoDisc: 36, 80/81, 105, 113, 122/123, 133, 134

Schrampf, Martin: 10/11, 16/17, 34/35, 52/53, 60/61, 102/103, 130/131, 138/139, 143

Universitätsklinikum Krems: 50, 62, 65, 72, 75 rechts, 99, 106, 125, 126

www.pixelio.de/: 137 (pixelino)

www.shutterstock.com/de/: 9 (9nong)

96 Seiten
Format 16,5 x 22 cm
ISBN 978-3-99052-160-1
Preis: € 14,90

Johann Altenberger
Wolfgang Bauer

Herzschwäche

Ursachen – Diagnose – Therapie

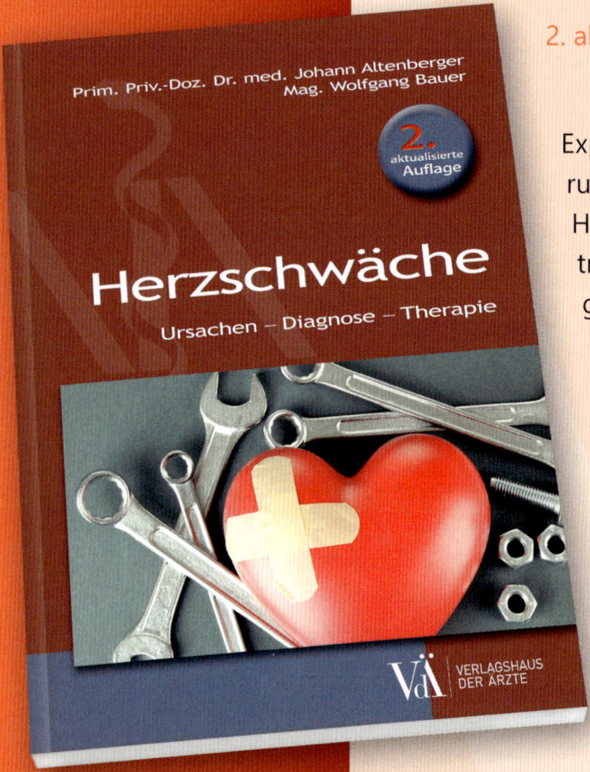

2. aktualisierte Auflage

Experten schätzen, dass europaweit rund 28 Millionen Menschen von Herzschwäche (Herzinsuffizienz) betroffen sind, die unbehandelt unweigerlich zum Tod führt.

In diesem Buch erfahren Betroffene Schritt für Schritt, wie Herzschwäche entsteht, diagnostiziert und vor allem erfolgreich behandelt wird. Neben der medikamentösen Therapie, die oft schrittweise individuell angepasst werden muss und daher vom Patienten viel Geduld und auch Mitarbeit verlangt, spielen Lebensstilmaßnahmen sowie die richtige Ernährung eine wichtige Rolle, um eine möglichst hohe Lebensqualität erreichen zu können.

VERLAGSHAUS DER ÄRZTE

104 Seiten
Format 16,5 x 22 cm
ISBN 978-3-99052-187-8
Preis: € 14,90

Friedrich A. Weiser

Reizdarm

Diagnose, Therapie, Vorbeugung

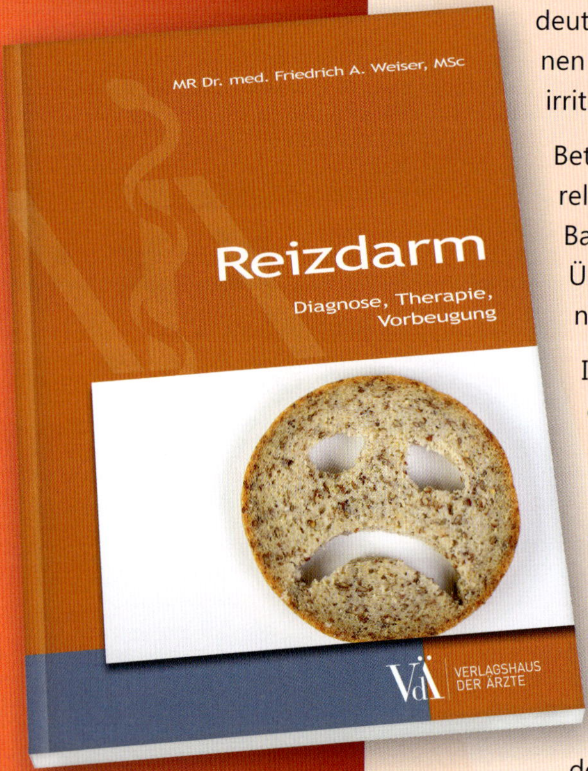

Laut aktuellen Meldungen sollen allein im deutschsprachigen Raum über 15 Millionen Menschen an einem Reizdarm (Colon irritabile) leiden.

Betroffene leben manchmal schon jahrelang mit teilweise äußerst heftigen Bauchschmerzen, Blähungen, Durchfall, Übelkeit und/oder Verstopfung und einer ebenso langen Therapiegeschichte.

In diesem Ratgeber erfahren Sie, wie ein Reizdarm nur durch umfassende spezifische Untersuchungen diagnostiziert werden kann und mit welchen therapeutischen Maßnahmen man ihm zu Leibe rücken kann – vom bewährten Hausmittel über Ernährungsumstellungen, eine psychotherapeutische Begleitung oder Mikronährstoffgabe bis hin zu den neuesten Medikamenten. Letztlich werden Betroffene u.U. mehrere Wege ausprobieren müssen, bis sie wirksame Linderung oder sogar Heilung erfahren. Aber jeder Versuch ist es wert.

VERLAGSHAUS DER ÄRZTE

176 Seiten
Format 16,5 x 22 cm
ISBN 978-3-99052-189-2
Preis: € 17,90

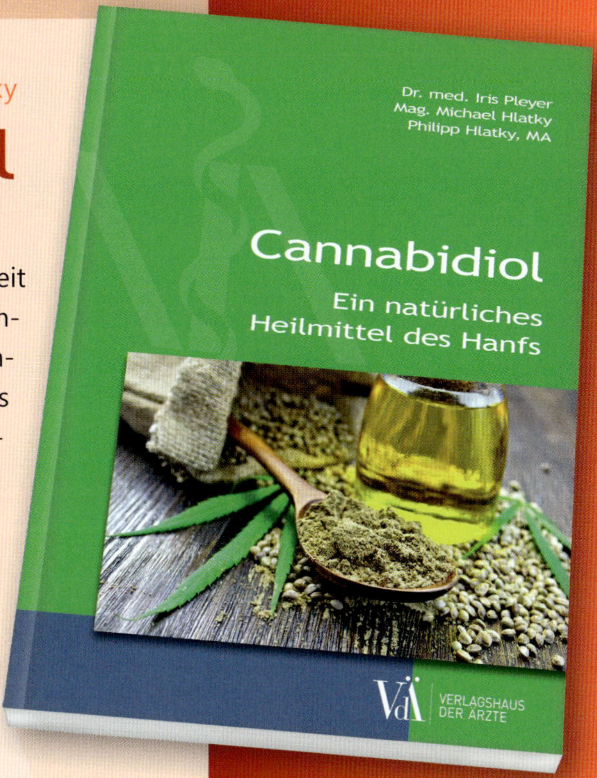

Iris Pleyer, Michael Hlatky, Philipp Hlatky

Cannabidiol

Ein natürliches Heilmittel des Hanfs

Cannabis als Heilpflanze erlebt weltweit eine Renaissance. Immer mehr wissenschaftliche Studien belegen das Potential bei vielfältigen Indikationen. Um es mit den Worten von Hildegard von Bingen zu sagen: „Gegen jedes Leid ist ein Kraut gewachsen."

Cannabidiol (CBD) ist ein Wirkstoff der weiblichen Hanfpflanze, der nachgewiesenermaßen entkrampfend, entzündungshemmend, angstlösend und gegen Übelkeit wirkt. Eine weitere Eigenschaft ist die verlängerte Unterdrückung eines überschießenden Immunsystems bei chronischen Erkrankungen.

Weitere heilende Wirkungen werden derzeit erforscht, die bereits vorliegenden Hinweise lassen sehr spannende Ergebnisse erwarten.

Dieses Buch bietet einen umfassenden, auf Basis neuester wissenschaftlicher Studien erstellten Überblick zu den Wirkweisen des Cannabidiols. Darüber hinaus werden vermutete Heilwirkungen sowie Ergebnisse der Erfahrungsmedizin beleuchtet.

VdÄ | VERLAGSHAUS DER ÄRZTE